내 몸 내가 지키는 특급 비책

나는 몸신이다

기 적 의 건 강 밥 상

나는 몸신이다

기적의 건강밥상

1판 1쇄 발행 2016년 8월 1일 | 1판 8쇄 발행 2024년 2월 26일

지은이 채널A 〈나는 몸신이다〉 제작팀

펴낸곳 동아일보사 | **등록** 1968.11.9(1-75) | **주소** 서울시 서대문구 충정로 29(03737)
문의 02-361-1080 | **팩스** 02-361-0979
인쇄 중앙문화인쇄사

ISBN 979-11-87194-18-7 03510 | **값** 16,000원

이 도서의 국립중앙도서관 출판예정도서목록(CIP)은 서지정보유통지원시스템
홈페이지(http://seoji.nl.go.kr)와 국가자료공동목록시스템(http://www.nl.go.kr/kolisnet)에서
이용하실 수 있습니다.(CIP제어번호: CIP2016017296)

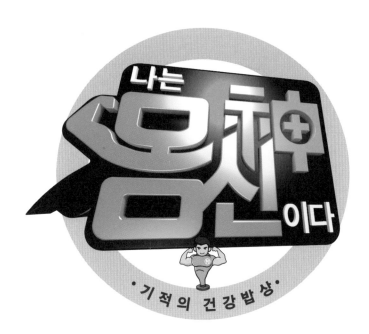

채널A 〈나는 몸신이다〉 제작팀 지음

동아일보사

잘못된 식습관이 부른 질병, 건강한 식습관으로 고친다

중용에 '지성능화(至誠能化)'라는 말이 나온다.

지극한 정성은 형태를 만들고, 밖으로 드러나게 하며, 밝아지고, 움직이고, 변하여 일이 이루어진다는 뜻이다. 영화 〈역린〉의 대사로도 유명한 말이다. 이는 작은 변화를 통해 습관이 만들어지고 큰 변화를 가져올 수 있다는 뜻으로도 풀이할 수 있다. 식생활 습관도 이와 같다. 작은 반복이 습관이 되면 건강한 식생활 습관을 가질 수 있기 때문이다.

현대인들에게 빈발하는 비만, 고혈압, 당뇨병, 고지혈증 등은 모두 생활습관과 관련된 병이라고 해서 '생활습관병'이라고 부른다. 잘못된 식생활과 식습관이 주요 원인이 되는 병이다. 사람은 먹어야 산다. 음식을 섭취해 분해하고 에너지를 만들어야 생각하고 움직이고 사랑할 수 있다. 하지만 먹는 음식의 총량이 많아지면 몸과 마음이 충분히 사용하고도 에너지가 남아돌게 되고 이렇게 남는 에너지는 체내에 지방으로 축적돼 비만의 원인이 된다.

고지혈증은 혈액 속에 지방성분이 많아지는 것을 말하는데, 이 또한 많이 먹는 식습관과 비만이 주된 요인으로 알려져 있다. 고지혈증은 혈관에 문제를 유발한다. 동맥경화를 일으켜 협심증과 심근경색을 유발하고 뇌졸중의 주요 원인이 된다. 이런 혈관병은 현재 한국인의 사망 원인 중 약 40%를 차지하며 이는 암에 의한 사망보다 높은 수준이다. 과음하는 습관은 술로 인한 질병을 유발하는데 이중 대표적인 것이 알코올성 간염과 간경화, 간암이다.

암 또한 식습관과 연관돼 있다. 대장암과 유방암은 지방이 많이 포함된 음식을 주로 섭취하는 서구식 식습관과, 위암은 짠 음식과 탄 음식을 많이 먹는 식습관과 관련돼 있다는 사실이 잘 알려져 있다.

이렇게 우리의 식습관은 질병과 매우 긴밀하게 연결돼 있다. 2014년 질병관리본부 통계에 따르면 성인 2명 중 1명은 비만, 고혈압, 당뇨병, 고지혈증 가운데 한 가지 이상의 질병을 갖고 있다고 한다. 특히 성인의 23.6%는 두 가지 이상의 만성질환을, 7.9%는 세 가지 이상의 만성질환을 가지고 있었으며, 만성질환자는 남성이 여성보다 많고 연령이 증가할수록 발병률이 증가하는 것이 확인되었다.

질병으로부터 벗어나기 위해서는 건강한 식습관이 필요하다. 습관은 단기간에 바뀌지 않는다. 젊은 시절부터 꾸준히 건강한 식습관을 유지하려고 노력해야 비로소 평생 건강한 식습관을 유지할 수 있다. 〈나는 몸신이다 : 기적의 건강밥상〉에서는 지금까지 잘못 길들여진 식습관을 고치기 위한 건강 밥상을 소개한다.

중금속과 독소, 나트륨, 염증 물질 등 우리 몸에 병을 만드는 요소들을 제거하는 밥상은 물론 생체 나이를 되돌리고 면역력을 강화함으로써 젊고 건강한 몸을 만들어주는 회춘 밥상에 이르기까지 노화를 늦추고 질병에도 걸리지 않을 수 있는 모든 비결을 담았다.

식습관은 하루라도 빨리 바꿀수록 유리하다. 〈몸신〉에서 알려주는 간편하고도 효과적인 건강 밥상으로 더 많은 이들이 건강과 회춘의 기적을 체험하기를 바란다.

몸신 가족 · 몸신 주치의 대표
오한진

Contents

몸신 가족을 소개합니다

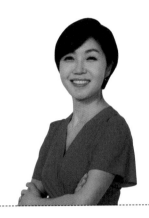

정은아 / MC

안정감 있고 신뢰감 높은 진행으로 〈나는 몸신이다〉를 초창기부터 이끌어오고 있다. 10년간 KBS TV의 〈비타민〉을 진행한 데 이어 〈몸신〉를 맡음으로써 '건강 전문 MC'로 자리매김한 그녀는 등산과 웨이트 트레이닝으로 평소에도 열심히 건강관리를 하고 있다. 2010년 보건복지부 건강홍보대사로 임명돼 활동하는 등 〈몸신〉에 꼭 맞는 건강전도사이기도 하다.

엄앵란 / 영화배우

팔순을 넘어서도 왕성한 방송활동으로 건강한 노년의 모범을 보여주고 있다. 꾸준한 관리로 젊은 시절 못지않은 건강을 유지해 오다가 2016년 〈몸신〉 신년특집에서 유방암이 발견돼 오른쪽 가슴을 절제하는 수술을 받았다. 채널A를 통해 투병과정을 공개하기도 한 엄앵란은 〈몸신〉 덕분에 일찍 발견할 수 있었다며 더욱 활력 넘치는 모습으로 돌아왔다.

이용식 / 코미디언

과거 고혈압과 심근경색으로 쓰러져 큰 위기를 겪은 데다 비만 체형이어서 건강상태가 가장 우려되었으나 몸신 가족으로 참여해 각종 검진 결과 다행히 혈압도, 심장건강 상태

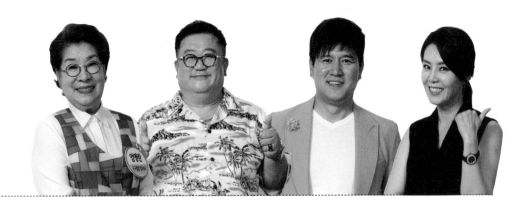

도 잘 유지되고 있는 것으로 밝혀졌다. 〈몸신〉에 출연하면서 건강에 더욱 경각심을 갖게 돼 100kg이 넘던 체중을 감량하고 뱃살을 줄이는 등 꾸준히 노력하는 모습을 보여주고 있다.

변우민 / 탤런트

중장년 남성들이 궁금해 할 만한 건강고민을 잘 대변해주고 있는 변우민은 늦은 나이에 얻은 딸을 키우는 아빠답게 아이들 건강 문제에도 관심이 많다. 평소 건강관리에 많은 신경을 쓰고 있으나 오랜 시간 흡연을 해온 탓에 생체 나이가 실제 나이보다 6세 이상 많다는 사실을 〈몸신〉을 통해 확인하고는 한 달간 운동과 함께 식습관을 개선해 생체 나이를 되돌리는 데 성공하기도.

조민희 / 탤런트

젊음을 오래 유지하고 싶은 중년 여성들을 대표해 갱년기 증상 예방법부터 피부관리, 몸 매관리 요령 등을 꼼꼼하게 묻고 체크하는 몸신 가족이다. 〈몸신〉에서 진행한 텔로미어 길이 검사에 의한 생체 나이 측정 실험에서 겉보기와는 달리 실제 나이보다 많게 나와 걱정했으나 평소 가공식품을 즐겨 먹는 식습관과 운동 부족이라는 주치의 설명에 평소 관리에 신경 쓰기로 다짐했다.

몸신 가족을 소개합니다

오한진 / 가정의학과 전문의

어떤 주제를 다뤄도 시청자가 꼭 알아야 할 건강 상식을 콕콕 집어 쉽게 설명해주는 '국민 주치의'. 을지대학교 의과대학 교수로 대한갱년기학회·대한비만건강학회 회장을 맡아 활동하는 등 갱년기와 노년기 건강 분야의 손꼽히는 권위자다. 몸신 주치의와 몸신 가족들 사이에서 보충 설명과 질문을 곁들이며 가교 역할을 톡톡히 해주고 있다.

임경숙 / 임상영양학 교수

특정질환 예방부터 각종 신체증상 완화에 이르기까지 건강을 지키는 데 필요한 식습관 관리 요령을 알려주고 있다. 대한영양사협회 회장이기도 한 임 교수(수원대)는 같은 식품이라도 더욱 건강하게 먹는 법, 각종 식품의 영양소 정보와 몸에 미치는 영향 등을 해박한 지식을 바탕으로 알기 쉽게 설명함으로써 식습관의 중요성을 일깨워 준다.

한진우 / 한의사

〈몸신〉에서 다루는 건강정보를 한의학적인 관점에서 꼼꼼하게 검증하고 실천 가능한 한의학 건강상식을 일러주고 있다. 대한한의사협회 홍보이사 및 중앙대의원으로 활동하는 등 한의학의 위상을 높이는 데 기여하고 있는 몸신 가족답게 서양의학과 한의학 사이에서 중심을 잡아주는 역할을 해주고 있다.

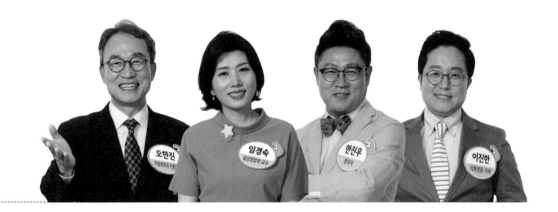

이진한 / 의사 · 의학전문기자

서울대 의대를 졸업한 후 동아일보에 몸담고 있는 몸신 가족이다. 전문성을 높이기 위해 차의과학대학교 대학원에서 통합의학과 박사과정을 수료하고 서울대 의대 겸임교수로도 재직하고 있는 이 기자는 국내외 최신 의학정보를 〈몸신〉을 통해 소개하는 등 의학 트렌드에 발맞춘 프로그램 제작을 가능케 한 일등 공신이다.

몸신 주치의 & 전문가를 소개합니다

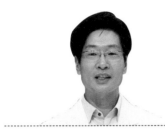

김성중 / 강원대학교 물리치료학과 교수

국내에 림프치료를 처음 도입한 림프치료 분야의 권위자. 20년간 림프 드레나쥐 마사지를 연구하며 환자들에게 통증 및 화상 흉터 치료를 전문으로 해왔으며 현재는 대학에서 학생들을 가르치고 있다.

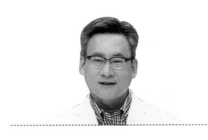

김진목 / 부산대학교 통합의학센터 교수

신경외과 · 통합의학과 전문의로 대한통합암학회 부회장을 맡고 있다. '대한민국을 빛낸 숨은 명의 50인'에 선정된 바 있고 2007년 '대한민국을 빛낸 21세기 한국인상' 의료부문 대상을 수상했다.

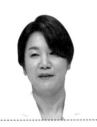

김현숙 / 순천향대학교 류머티즘 내과 교수

류머티즘 내과 전문의로 모세혈관 건강에 높은 관심을 기울이고 있다. 특히 손톱 모세혈관과 관련한 연구를 진행해 다수의 논문을 발표했으며 2008년 류머티즘학회 학술상, 2012년 일본 류머티즘학회 'Young Investigator Award'를 수상했다.

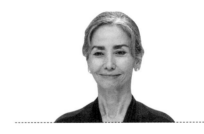

문숙 / 자연치유사

미국 린에린예술대학에서 서양화를 전공하고 자연치유식에 관심을 갖게 되면서 뉴욕 자연식전공조리학교를 졸업했다. 맨해튼 자연치유식요리연구원에서 조리사 자격증을 취득하고, 코네티컷 주 동양영양학 본원에서 치유식 과정을 수료했다.

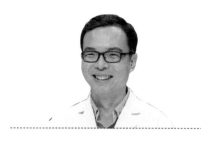

박민수 / 가정의학과 전문의

고려대학교 보건대학원 외래교수로 비만, 노화, 호르몬 치료 분야의 전문가. 성장 호르몬의 수명을 연장하고 비만을 해결하는 건강법을 직접 실천하는 몸신이기도 하다. 대한가정의학회 학술상을 수상했다.

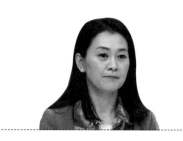

심정묘 / 수성대학교 피부건강관리학과 교수

피부 미용 분야의 전문가로 특히 몸속 노폐물을 제거하는 림프 드레나쥐 마사지 분야에서 활약하고 있다. 부종 및 여드름 개선 등에 효과적인 림프 마사지법을 연구 개발해 전수하고 있다.

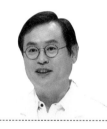

염창환 / 가정의학과 전문의

연세대학교 대학원 의학박사로 국내 1호 완화의학과 교수라는 기록을 갖고 있다. 대한비타민연구회 회장을 겸직하고 있으며 한국 호스피스 완화의료학회 먼디파머 학술상을 수상한 바 있다.

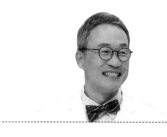

오한진 / 을지대학교 의과대학 교수

성균관대학교 의과대학 가정의학과 부교수와 비에비스 나무병원 갱년기노화방지센터 센터장을 역임하고 현재는 을지대학교 을지병원 가정의학과 교수로 대한비만건강학회와 대한갱년기학회 회장도 겸임하고 있다.

몸신 주치의 & 전문가를 소개합니다

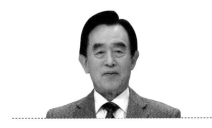

윤방부 / 가정의학과 전문의

국내에 가정의학을 처음 도입한 전문의로 국내 에이즈 환자를 최초로 진단했다. 대한가정의학회 초대 이사장, 세계가정의학회 부회장, 연세대 의과대학 명예교수를 역임하고 현재 영훈의료재단 회장, 대전 선병원 국제의료센터 원장으로 재직 중.

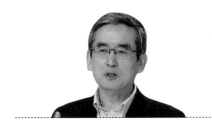

이계호 / 충남대학교 화학과 교수

미국 오리건주립대학교에서 화학 박사학위를 받은 전문학자로 중금속 중독의 위험성을 널리 알리는 데 노력하고 있다. 현재 태초먹거리학교 교장, 한국분석기술연구소 소장으로도 재직 중이다.

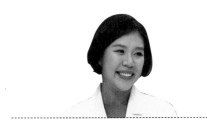

전혜진 / 가정의학과 전문의

이화여자대학교 대학원에서 의학 박사학위를 받은 가정의학과 전문의로 현재 이화여자대학교 부속병원의 임상 조교수로 재직하고 있다.

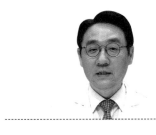

조성훈 / 차면역증강센터 교수

면역의학 분야의 권위자로 NK 세포를 활용하는 면역세포 치료법을 국내에 처음 도입했다. 당분 섭취와 면역력의 상관관계 등 면역력에 대한 다양한 연구를 통해 한국 면역의학의 수준을 높이는 데 기여하고 있다.

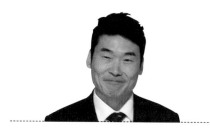

채상우 / 대체의학 전문가

순천향대학교에서 의학 박사학위를 받은
대체의학 전문가로 몸속 중금속 오염 실
태를 측정하는 기술력을 보유하고 있다.
현재 상덕의원 원장으로 대한보완통합의
학회, 분자교정학회 회원이기도 하다.

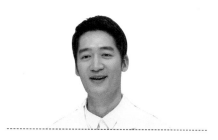

채진성 / 가정의학과 전문의

보건복지부 질병관리본부의 역학조사관
을 역임했으며, 현재 대한가정의학회, 대
한림프부종학회, 한국호스피스완화의학
회 정회원으로 활동하고 있다.

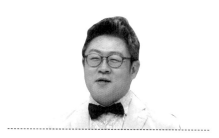

한진우 / 한의사

경희대학교 대학원에서 한의학 박사학위
를 받은 한의학 전문의. 대한한의사협회
홍보이사를 역임했으며 현재는 인산한의
원 원장으로 재직 중이다.

중금속에 오염된
내 몸 살리기

만성피로와 집중력 저하의 원인,
중금속에 몸이 병들어간다

납, 수은, 카드뮴, 우라늄, 알루미늄, 바륨 등 듣기만 해도 섬뜩한 중금속들에 우리 몸이 오염돼가고 있다? 중금속 중독이라고 하면 재앙에 가까운 오염사고가 일어난 지역이나 열악한 생활환경에서만 일어나는 일이라고 생각하는 이들이 많다. 미나마타병, 이타이이타이병으로 잘 알려진 일본의 수은 중독 사고와 카드뮴 중독 사고, 수도시설이 완비되지 않아 지하수를 생활용수로 사용하는 인구가 많은 인도와 방글라데시의 비소 중독 사례 등이 대표적이다. 이처럼 심각하지는 않아도 중금속 오염의 위험이 우리 일상에 파고든 지는 이미 오래되었다.

건강전도사 이계호 충남대학교 화학과 교수
미국 오리건주립대학교 화학박사로 충남대학교 화학과 교수로 재직 중이며
태초먹거리학교 교장, 한국분석기술연구소 소장도 겸하고 있다.

한국인 10명 중 7명은 중금속 오염

환경부와 국립환경과학원이 2009~2011년 전국 성인 남녀 6,000명을 대상으로 인체 내 유해 화학물질 16종의 농도를 측정한 결과, 조사대상의 70%에서 납, 수은, 망간, 카드뮴, 비소, 비스페놀A, 나프탈렌 등 16종의 유해 화학물질이 모두 검출되는 놀라운 사실이 밝혀졌다. 우리나라 사람 10명 가운데 7명은 이미 상당량의 중금속에 오염돼 있다는 얘기다.

게다가 우리나라 사람들의 혈중 수은 농도는 미국의 3배, 독일의 5배에 이를 정도로 높고 혈중 카드뮴 농도 또한 서양인보다 2~3배 높은 것으로 드러났다. 성장기 아이들의 중금속 오염 실태는 더욱 심각해 혈중 수은 농도가 캐나다 아이들보다 무려 7배나 높았고 2005년, 2009년, 2013년에 진행된 연구에서 모두 아이들의 중금속 오염도가 성인보다 높다는 결과가 나오기도 했다. 어른과 같은 음식을 먹어도 아이들은 체내 흡수율이 높아 중금속에 노출될 위험이 그만큼 높아지기 때문이다.

중금속이 우리 몸에 얼마나 해로운지, 중금속을 피하려면 어떤 노력을 해야 하는지, 이미 몸에 축적된 중금속을 배출시킬 방법은 없는지 등에 대해 오랫동안 중금속 오염 실태를 연구해온 충남대학교 이계호 교수로부터 들어보자.

만성피로에서 신경장애, 암, 치매까지, 만병의 근원 중금속

중금속이 쌓일수록 우리 몸은 병들어간다. 중금속이 생명활동을 관장하는 대사 전체에 영향을 미치기 때문이다. 어떤 중금속이 더 많이 축적되느냐에 따라 증상은 달라질 수 있으나 혈액 속에 중금속이 많이 섞여 있으면 몸 곳곳으로 산소가 충분히 공급되지 않아 만성피로와 집중력 저하의 원인이 된다. 한창 공부해야 할 성장기 아이들이 피로와 집중력 저하에 시달리면 당연히 학습장애로 이어지고 성장발육에도 해가 될 수 있다.

또 체내에 축적된 중금속이 신경세포를 서로 연결해주는 신경단백질과 결합해 신경전달에 영향을 미치면 성격을 변화시키기도 하는 것으로 알려져 있다. 중금속 오염도가 높을수록 우울증, 불안증 등에 시달릴 가능성이 높고 산만하고 난폭한 성향을 보이는 등 성격장애로 연결될 수 있다는 뜻이다.

실제 미국 신시내티 대학교 디트리히 교수 팀은 중금속 오염이 범죄에 미치는 영향을 분석한 연구결과를 발표하기도 했다. 1970년대 후반 신시내티에서 납 오염이 심한 지역에 거주하는 임산부들을 선정하고 그들로부터 태어난 300명의 아이들을 추적 관찰한 결과 대부분의 아이들이 허용 기준치를 웃도는 납 중독 상태인 것으로 나타났다. 그리고 2008년 그 아이들이 30세가 되었을 때 범죄율을 조사해보니, 놀랍게도 300명 가운데 250명이 무려 800회나 되는 체포와 수감 기록을 나타내고 있었다. 강력범죄를 저지르거나 사형수가 된 범죄자일수록 혈중 납 농도가 높다는 사실까지 밝혀내면서 납 중독과 범죄의 상관관계를 규명한 대표적인 연구실적으로 꼽힌다.

알루미늄은 여성 호르몬 대사에 이상을 일으켜 유방암의 원인이 된다는 보고가 있고, 치매와의 관련성도 의심되고 있다. 치매에 걸린 환자의 뇌세포에서 알루미늄 성분이 많이 관찰되기 때문이다. 다만 알루미늄이 치매의 원인 물질인지, 치매로 인해 생겨나는 결과물인지 여부는 의학적으로 규명되지 않았다. 미나마타병으로 대표되는 수은 중독은 신경계를 손상시켜 마비, 언어장애, 감각기관 장애 등을 유발하고 이타이이타이병의 원인인 카드뮴 중독은 간과 신장을 손상시키면서 극심한 통증을 유발하는 것으로 잘 알려져 있다. 오랜 세월에 걸쳐 중금속이 서서히 축적된 경우에는 대부분 자각증상을 느끼지 못하지만 암, 치매, 심혈관 질환 등 다른 질병을 유발할 가능성이 있을 뿐 아니라 노화를 앞당기는 원인이 될 수도 있다. 그러므로 당장은 아무런 이상이 없다고 하더라도 중금속이 과도하게 몸에 쌓이지 않도록 관심을 기울여야 한다.

줄이거나 피할 수 있는 생활 속 중금속 오염원

중금속은 주로 코와 입을 통해서 우리 몸 안으로 들어온다. 먹는 음식을 통해 입으로 섭취되고 공기를 통해 코로 흡입되는 것이다. 땅과 강, 바다 등 우리를 둘러싼 모든 환경에는 자연 상태의 중금속이 존재하기 때문에 중금속에 노출되지 않고 살기는 불가능하다. 문제는 산업의 발달로 토양과 수질, 공기의 오염도가 증가하면서 중금속에 노출될 위험이 높아졌다는 사실이다. 오염된 토양에서 자라는 작물, 오염된 바다에서 자라는 어패류, 오염된 사료를 먹여 키우는 축산물에 이르기까지, 먹지 않고 숨 쉬지 않는 이상 중금속 오염은 피할수 없다.

그러나 중금속을 완전히 차단하기는 어려워도 일상에서 불필요한 중금속에 노출되는 상황은 얼마든지 줄이거나 피할 수 있다. 평소에 자주 먹는 음식은 물론 무심코 사용하는 생활용품 가운데 중금속 오염원이 상당히 많기 때문이다.

덩치 큰 생선 생선은 덩치가 클수록 수은 함유량이 높다. 공장 폐수를 통해 하천으로 흘러드는 무기수은을 플랑크톤이나 작은 어패류가 먹으면 유기수은이 되는데, 무기수은보다 유기수은의 독성이 높아 인체에 더 치명적이다. 덩치가 큰 생선일수록 자기보다 작은 물고기를 많이 잡아먹기 때문에 생선 크기와 수은 함유량은 비례한다. 따라서 되도록 작은 생선과 조개류 위주로 먹는 것이 안전하고 참치처럼 바다 생태계에서 상위에 있는 포식자는 섭취량을 줄이는 것이 좋다. 수은이 태아의 뇌 발달에 특히 악영향을 미친다는 사실이 밝혀지면서 미국 식품의약국(FDA)에서는 임산부, 가임기 여성, 수유기 여성을 대상으로 참치, 황새치, 상어 등의 섭취를 주 1회, 100g 이하로 권고하고 있다. 태아의 건강과 상관없는 사람도 주 1회, 200g 이상 섭취하는 것은 위험하다. 민물고기는 수은보다 카드뮴 함량이 높아 역시 덩치 큰 생선은 주의해야 한다. 생선 부위 가운데서도 내장 쪽에 중금속이 많이 축적되므로 오염된 바다나 강에서 잡은 생선의 내장과 알은 먹지 않는 것이 좋다.

오염된 지하수 우리나라 사람 중에는 혈중 우라늄 농도가 허용 기준치를 넘어서는 이들이 상당히 많은데, 대부분 오염된 지하수가 그 원인이다. 강원도와 충북, 전남 등에는 '옥천계(변성퇴적암 지대)'라는 우라늄이 잔류해 있는 광산이 널리 퍼져 있고, 이 광산에서 솟아나는 지하수를 마실 경우 우라늄에 중독될 위험이 높다. 우라늄이 함유된 지하수는 2009년 인도에서 기형아 출산 요인으로 지목되기도 했다. 천연 우라늄은 핵연료로 쓰이는 우라늄에 비해 반감기가 상당히 짧아 위험성이 적지만 몸에 축적되면 문제가 될 수 있다. 따라서 혈중 우라늄 농도가 높을 경우 마시는 물을 바꾸는 것도 중금속 오염을 줄이는 방법이다.

베이킹파우더 빵, 과자를 부풀리기 위해 첨가하는 베이킹파우더에는 알루미늄이 다량 함유돼 있다. 우리나라는 알루미늄에 대한 허용 기준치가 아직 규정돼 있지 않아 시판되는 빵, 과자 가운데 알루미늄 성분이 검출되는 종류가 상당히 많다. 따라서 이들 식품도 되도록 섭취량을 줄이는 것이 안전하고 집에서 빵, 과자를 구울 때는 알루미늄이 들어 있지 않은 알루미늄 프리(free) 베이킹파우더를 사용하거나 알루미늄 대신 칼륨을 첨가한 제품을 사용하도록 한다.

양은 냄비 양은 냄비는 주방의 대표적인 알루미늄 오염원이다. 라면, 김치찌개, 생선조림 같은 음식은 양은 냄비에 끓여야 제 맛이 난다며, 가정은 물론 식당에서도 널리 쓰이고 있을 뿐 아니라 코팅이 벗겨지고 찌그러진 냄비일수록 더 각광받는다. 그러나 코팅이 벗겨진 양은 냄비에 끓인 음식은 알루미늄 덩어리라고 해도 무방하다. 양은 주전자에 막걸리나 맥주를 담아 마시는 것도 마찬가지다. 알코올 성분이 코팅된 겉면을 산화시켜 알루미늄을 녹여낼 가능성이 높은 탓이다. 특히 양은으로 만든 식기를 철수세미로 박박 닦아 윤기를 내곤 하는데, 이렇게 하면 코팅이 더 빨리 벗겨져 알루미늄에 노출될 위험도 증가한다.

페트병과 캔 생수를 담아 마시는 페트병과 음료 캔, 맥주 캔, 통조림 등도 되도록 사용량을 줄이는 것이 좋다. 페트병에는 안티몬이라고 하는 중금속이 포함돼 있는데, 페트병 제조과정에서 촉매로 사용되는 물질로 구토, 복통, 설사 등의 중독증상을 일으킨다. 특히 페트병에 다른 음료를 담아 저장하는 등 재활용할 경우 미생물이 번식할 우려가 높을 뿐 아니라 안티몬이 조금씩 녹아 나올 수 있어 더욱 위험하다. 페트병을 재활용할 경우에는 안티몬을 쓰지 않는 소재를 선택하도록 한다. 캔은 주석으로 코팅돼 있어 안전한 것처럼 보이지만 주성분은 역시 알루미늄이다. 따라서 캔 음료는 직접 입을 대고 마시는 것보다 컵에 따라 마시는 것이 안전하고 통조림도 오래 두면 코팅이 부식돼 알루미늄이 노출될 수 있으므로 주의해야 한다.

알루미늄 포일　알루미늄 포일을 깔고 고기를 굽거나 뜨거운 음식을 알루미늄 포일에 싸는 등 알루미늄 포일을 가열하는 것도 알루미늄 중독의 원인이 된다. 특히 신 김치를 싸서 가열하면 유기산 성분이 포일의 알루미늄 성분을 더 많이 녹여낸다.

아말감　치과에서 치아 충전재로 흔히 쓰이는 아말감에는 적지 않은 수은이 함유돼 있다. 따라서 되도록 아말감은 쓰지 않는 것이 좋지만 여의치 않을 경우 아말감을 씌운 상태에서 신 김치, 신 과일, 식초 등을 먹지 않도록 주의해야 한다. 신 음식 속에 들어 있는 유기산이 아말감으로부터 수은을 녹여내는 구실을 하는 탓이다. 아말감 치료 후 신 음식을 먹었다면 물을 이용해 재빨리 입안을 헹궈내는 것이 그나마 수은 오염을 줄이는 방편이다.

미백 화장품　뛰어난 미백 효과로 여성들 사이에서 선풍적인 인기를 끌던 화장품에 다량의 수은이 포함돼 있다는 사실이 밝혀지면서 사회적 파장을 일으키는 사건이 잊을 만하면 되풀이되고 있다. 멜라닌 색소의 생성을 억제해 기미, 주근깨를 제거하는 데 가장 효과적인 물질이 수은이기 때문이다. 2001년 이후 수입이 금지됐지만 한때 허용 기준치의 무려 5,800배나 되는 수은이 포함된 미백 화장품이 국내에 유통돼 백반 증상, 피부 발진 등 심각한 부작용을 초래하기도 했다. 불법 유통되는 미백 화장품일수록 위험하고, 미백 효과가 지나치게 좋은 화장품도 함부로 쓰지 않도록 주의해야 한다.

파마약과 염색약, 색조 화장품 여성들이 많이 사용하는 파마약과 염색약, 색조 화장품 등에는 바륨이 상당량 함유돼 있다. 파마나 염색을 할 때 눈이 충혈되거나 따끔거리는 등의 증상이 나타나는 것은 바륨 성분 때문이다. 바륨은 도자기 안료로도 쓰이지만 일상에서 흔히 접하지 않는 물질이므로, 바륨 오염을 줄이려면 파마와 염색, 색조화장 횟수를 최소화해야 한다.

각 항목 기준치 초과자 비율

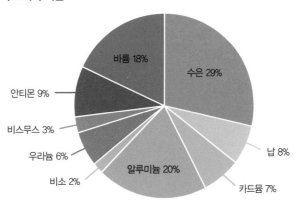

이계호 교수가 이끄는 연구 팀이 뚜렷한 원인 질환 없이 만성피로와 무력감, 통증 등을 호소하는 1만 7,000여 명의 환자를 대상으로 중금속 오염 여부를 검사한 결과 상당수 환자가 허용 기준치를 초과하는 중금속 오염 상태에 있는 것으로 나타났다. 수은은 흡연율이 높은 남성들에게서 많이 검출됐고, 알루미늄과 바륨은 주방용품과 미용 재료를 흔히 사용하는 여성들에게서 많이 검출됐다.

땀 냄새 제거용 방취제 땀 냄새를 제거하기 위해 겨드랑이에 바르는 방취제 중 일부 제품은 주성분을 알루미늄 화합물로 만들어 알루미늄 오염의 원인이 되기도 한다. 알루미늄이 모공을 통해 체내에 흡수되기 때문이다.

그 밖의 중금속 오염원 믹스 커피나 과자 내포장재에도 산소를 차단하기 위해 얇은 알루미늄 막이 입혀져 있으므로 자주 먹지 않는 것이 좋다. 특히 뜨거운 커피를 포장재로 젓는 것은 금물이다. 또 봉숭아 물 들일 때 사용하는 백반도 알루미늄이 원료이므로 주의해야 한다.

몸신 가족들의 몸속 중금속 오염 상태를 공개합니다

체내에 축적된 중금속을 검사하는 방법에는 혈액검사와 모발검사가 있다. 혈액검사는 혈중 중금속의 양을 측정할 수 있으나 몸을 한 바퀴 돌아서 나온 혈액은 노폐물과 독소가 걸러지기 때문에 검사할 당시의 중금속의 종류와 농도만 확인할 수 있다. 반면 한 달에 대략 1cm씩 자라는 모발에는 몸에 흡수된 중금속이 고스란히 축적돼 있어 중금속의 종류와 농도는 물론 해당 중금속에

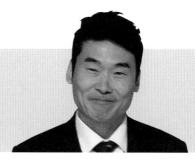

건강 전도사 채상우 대체의학 전문가
순천향대학교 의학박사로 현재 상덕의원 원장으로 재직 중이며
대한보완통합의학회, 분자교정학회 회원이기도 하다.

많이 노출된 시기도 알아낼 수 있으므로 혈액검사보다 더 정확한 정보를 얻을 수 있다. 순천향대학교 채상우 박사가 주관하는 모발검사를 통해 몸신 가족들의 중금속 오염 상태를 확인했다.

 변우민 중금속 수치

유독성 원소	결과치(ug/g)	허용범위(ug/g)	허용범위		초과
HG(수은)	1.194	1			
Pb(납)	0.453	2			
Al(알루미늄)	10.71	10			
Ba(바륨)	2.229	1.5			
Cd(카드뮴)	0.013	0.15			
As(비소)	0.121	1			
U(우라늄)	0.015	1			

생선회를 매우 좋아하는 식성과 흡연으로 인해 수은 오염도가 높은 편이고, 알루미늄과 바륨 오염도도 높았다. 허용 범위를 살짝 초과하는 수준으로, 위험한 정도는 아니지만 오염도를 낮추기 위한 노력이 필요하다.

 이용식 중금속 수치

유독성 원소	결과치(ug/g)	허용범위(ug/g)	허용범위		초과
HG(수은)	0.631	1			
Pb(납)	0.405	2			
Al(알루미늄)	17.64	10			
Ba(바륨)	1.779	1.5			
Cd(카드뮴)	0.005	0.15			
As(비소)	0.132	1			
U(우라늄)	0.128	1			

라면은 반드시 양은 냄비에 끓여야 제 맛이라는 양은 냄비 애호가답게 알루

미늄 수치가 위험할 정도로 높고 염색약을 사용해 바륨 수치도 높은 편이다. 코팅이 벗겨지고 찌그러진 양은 냄비를 당장 내다버리는 것이 시급하다는 진단을 받았다.

선우용여 중금속 수치

유독성 원소	결과치(ug/g)	허용범위(ug/g)	허용범위	초과
HG(수은)	0.711	1		
Pb(납)	0.521	2		
Al(알루미늄)	18.14	10		
Ba(바륨)	2.921	1.5		
Cd(카드뮴)	0.008	0.15		
As(비소)	0.122	1		
U(우라늄)	0.034	1		

육식을 전혀 하지 않는 채식주의자여서 중금속 수치도 낮을 것으로 내심 기대하는 눈치였으나 예상외로 알루미늄과 바륨 수치가 높았다. 알루미늄 소재의 주방기구와 알루미늄 섭취 위험이 있는 생활습관을 바꾸고 파마와 염색, 색조화장 횟수도 줄일 필요가 있다.

엄앵란 중금속 수치

유독성 원소	결과치(ug/g)	허용범위(ug/g)	허용범위	초과
HG(수은)	0.383	1		
Pb(납)	0.394	2		
Al(알루미늄)	8.632	10		
Ba(바륨)	1.506	1.5		
Cd(카드뮴)	0.005	0.15		
As(비소)	0.167	1		
U(우라늄)	0.011	1		

외식을 거의 하지 않고 채식 위주의 건강식습관을 유지하고 있다는 엄앵란은 파마약과 염색약 사용으로 인해 바륨 수치가 약간 높긴 했으나 몸신 가족 가운데 가장 고령임에도 중금속 오염도는 가장 낮았다.

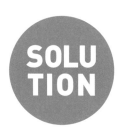
몸속에 쌓인 중금속 빼주는
식품 & 운동

몸에 축적된 중금속은 결코 저절로 배출되지 않는다. 따라서 중금속이 많이 포함된 식품이나 생활용품을 줄이거나 가급적 피함으로써 중금속에 많이 노출되지 않도록 주의하는 것이 최선의 예방책이다. 그러나 앞서도 말한 것처럼 모든 중금속을 차단할 수는 없으므로 체내 흡수율을 낮추거나 이미 몸속에 쌓인 중금속을 서서히 배출시켜 해독하는 방법으로 중금속 오염으로부터 내 몸을 지키려는 노력을 해야 한다.

중금속의 체내 흡수율을 낮추는 식품

칼슘이 풍부한 식품 음식을 통해 섭취하는 중금속이 몸에 많이 쌓이지 않도록 돕는 성분 중 으뜸은 칼슘이다. 특히 알루미늄 섭취가 우려될 때 칼슘을 함께 먹으면 알루미늄이 위와 장에서 고체화돼 변으로 배출되는 효과가 있다. 칼슘의 대표적인 공급원은 멸치, 우유 등이지만 단순칼슘보다 식이섬유가 많이 포함된 칼슘이 좋다. 식이섬유가 소화기관을 지나면서 수분과 함께 중금속을 흡착해 빨리 배설시키기 때문이다.

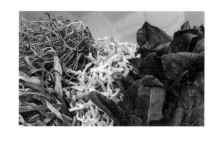

칼슘과 식이섬유가 풍부한 식품으로는 시금치, 무말랭이, 고구마줄기, 토란줄기 등이 대표적이다. 시금치는 생으로 먹으면 수산성분이 칼슘의 흡수를 방해하므로 데쳐서 수산성분을 분해시킨 후 먹어야 한다. 고구마줄기에는 우유보다 약 10배 많은 칼슘이 포함돼 있다. 제철이 아닐 때는 말린 고구마줄기와 토란줄기를 사용한다.

알긴산이 풍부한 식품 미역, 파래, 다시마 등에 풍부한 알긴산은 장운동을 촉진하고 변을 부드럽게 만들어 중금속을 포함한 노폐물을 변으로 배설하는 데 효과적이다. 미역국, 파래무침, 다시마

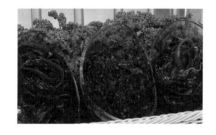

쌈 등 반찬으로 만들어 먹으면 좋지만 즐기지 않을 경우 된장찌개 등에 조금씩 잘라 넣어 섭취 횟수를 늘리도록 한다.

펙틴이 풍부한 식품 과일류에 주로 함유돼 있는 펙틴은 수용성 식이섬유로 소화과정에서 생기는 독소를 배출해 몸을 깨끗하게 만들어주는 효과가 있다. 사과, 복숭아 등 비타민 C와 펙틴이 많은 과일이 대표적인데 가급적 다양한 색깔의 컬러 푸드를 먹는 것이 좋고 껍질째 먹어야 건강에 더 이롭다.

황이 풍부한 식품 몸에 흡수된 중금속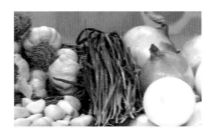
은 신경세포의 신경단백질을 구성하는
물질 중에서도 황 성분과 결합하는 특
징이 있다. 따라서 황이 풍부한 식품을
먹으면 중금속을 흡착해 배설하는 효
과가 있는데 육류에도 황 성분이 포함돼 있지만 배설을 원활하게 하려면 식
이섬유가 있는 식물성 황을 섭취하는 것이 좋다. 마늘, 양파, 양배추, 부추 등
이 대표적이다. 특히 마늘에는 알리신 성분이 풍부해 강한 살균 및 항균 작용
까지 기대할 수 있고 부추에는 칼슘도 많아 더욱 효과적이다. 청소년들은 불
규칙하고 불균형한 식사로 인해 중금속 오염에 노출될 위험이 높은 데다 채
소를 기피해 식이섬유 섭취량마저 극히 부족한 경우가 대부분이다. 그러므로
황이 풍부한 식품으로 음식을 만들어 자주 먹이는 것이 좋다.

양파마늘장아찌 만들기

① 물, 간장, 식초, 설탕을 1 : 1 : 0.5 : 1의 비율로 섞어 냄비에 끓인다.

② 유리병에 4등분한 양파와 통마늘을 담고 뜨거운 ①을 부은 뒤 뚜껑을 덮어 밀봉한
다음 일주일간 숙성시킨다.

양파마늘볶음 만들기

① 양파 1개와 마늘 5쪽을 얇게 썬다.

② 프라이팬에 기름을 두르고 양파와 마늘을 볶다가 소금과 후추로 간한다.

몸에 쌓인 중금속 배출하는 통로 및 운동

오랫동안 몸 안에 쌓인 중금속을 몸 밖으로 내보내는 데는 네 가지 통로가 있다. 바로 대변과 소변, 호흡, 땀이다.

첫 번째, 대소변으로 배출하는 방법 깨끗한 물을 많이 마시고 칼슘과 황, 알긴산, 펙틴 성분과 식이섬유가 풍부한 식품을 먹어 배설을 통해 중금속의 배출을 돕는 방법이다. 대변이 중금속의 75%를 배출하는 가장 큰 통로 구실을 하므로 하루에 한 번 꼭 대변을 보는 습관이 중요하다. 소변은 혈액이 콩팥을 돌아 나갈 때 몸에 필요한 성분은 재흡수되고 불필요한 노폐물과 남아도는 수분이 합쳐져 몸 밖으로 배출되는 것으로, 소변이 배출될 때 중금속도 함께 배출된다. 따라서 평소 물을 자주 섭취해 중금속 배출을 돕는 것이 중요하다.

두 번째, 운동으로 배출하는 방법 운동 중에서도 가장 좋은 것이 걷기다. 우리 몸에는 두 가지 액체가 있는데 상수도 역할을 하는 혈액과 하수도 역할을

중금속을 제거하는 과일 · 채소 세척법

① 양 많고 저렴한 담금 소주와 식초를 1 : 1 비율로 혼합한다.
② 혼합한 ①에 5~10배의 물을 부어 희석시킨 다음 과일 또는 채소를 15분 정도 담가둔다.
③ 흐르는 물에 깨끗이 씻는다.
* 소주는 중금속의 80%를 제거하는 효과가 있고 식초는 미생물의 95%를 제거하는 효과가 있으므로 소주와 식초를 함께 쓰면 중금속과 미생물 걱정을 덜 수 있다. 세척한 물은 술 냄새와 식초냄새가 남아있는 한 세척효과가 있으므로 비닐 랩을 씌워 보관했다가 재사용해도 된다.

하는 림프액이 그것이다. 혈액은 동맥과 모세혈관을 통해 몸 곳곳으로 산소와 영양소를 공급한 다음 정맥을 통해 심장으로 되돌아가는데, 이때 혈액 중 일부가 세포들 사이에 남아 림프 모세혈관으로 모이면 림프액이 된다. 림프액은 세포들 속의 세균과 같은 이물질이나 노폐물, 독소 등을 제거하기 때문에 림프액이 잘 순환돼야 중금속 배출에도 도움이 된다.

문제는 심장이 펌프 역할을 하는 동맥과 달리 정맥에는 심장의 힘이 미치지 않는다는 사실이다. 정맥계와 연결된 림프액도 마찬가지여서 림프액은 순환에 장애가 생길 가능성이 높은데, 림프액이 순환하지 않고 고여 있으면 부종이 발생한다. 펌프가 없는 정맥을 움직여 림프액을 순환시키려면 정맥을 싸고 있는 근육의 수축과 확장이 필요하다. 근육을 수축시키고 확장시키는 데는 걷기만한 운동이 없다. 매일 30분씩 꾸준히 걷기만 해도 림프액이 순환하

건강한 물 만들기

소변으로 중금속을 배출하려면 물을 많이 마셔야 하는데, 물은 안심하고 마셔도 되는지 궁금해하는 이들이 많다. 다행히 오염된 지하수를 제외하고 우리나라의 원수는 깨끗한 편이다. 그러나 노후한 수도관을 통과하면서 중금속에 노출될 가능성이 높아 안전하다고는 할 수 없다. 정수기를 사용하면 괜찮지 않느냐고 할 수 있지만 중금속을 제거할 만큼 성능이 뛰어난 정수기는 미네랄까지 모두 걸러내 아무런 영양소도 남지 않는 증류수 수준의 물을 만들어버리고, 반대로 미네랄을 통과시키는 정수기는 중금속을 걸러내지 못하는 단점이 있다.

중금속은 제거하면서 미네랄을 보충해주는 아주 간단한 해결책이 있다. 물을 끓인 후 볶은 현미를 우려 마시는 방법이다. 볶은 현미에는 수용성 미네랄과 비타민 B군이 풍부해 끓인 물에 부족해지기 쉬운 영양성분을 보충해주는 효과가 있다.

면서 중금속의 배출을 돕고 혈액순환도 원활해져 식품으로 섭취한 칼슘, 황 등이 부지런히 중금속을 흡착해 몸 밖으로 배출할 수 있도록 만들어준다.

세 번째, 호흡으로 배출하는 방법 호흡은 몸 안에 들어온 새로운 산소가 폐에서 이산화탄소로 교환되면서 몸 밖으로 나오는 기체교환 현상이다. 이때 깊은 호흡을 지속적으로 하면 몸속 산소가 장기에 붙어 있는 중금속을 화학적으로 연소시켜 이산화탄소를 통해 중금속을 배출시키게 된다. 더불어 호흡을 내뱉을 때 몸에 필요 없는 수분이 함께 배출되는데, 이때 수분과 친한 수용성 중금속이 함께 배출되는 효과도 있다. 중금속 배출에 가장 효과적인 호흡법이 바로 복식호흡이다.

복식호흡 하는 방법

공기가 들어갈 때는 배를 부풀리고, 숨을 내쉴 때 공기를 밖으로 빼 배가 쏙 들어가게 하는 방법이다. 천천히 하나, 둘, 셋, 넷을 세면서 숨을 들이마셔 아랫배를 부풀리고 사, 삼, 이, 일을 세면서 숨을 내쉬어 아랫배의 공기를 빼준다.

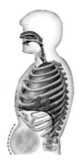

숨을 들이마실 때

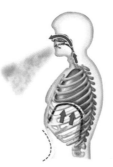

숨을 내쉴 때

나트륨으로 신음하는
내 몸 살리기

적당하면 약, 과하면 독이 되는 나트륨, 중독이 문제!

전 세계 187개국 중 181개국이 나트륨 과다 섭취로 조사될 정도로 나트륨 중독은 세계적인 건강 적신호다. 미국심장학회에서 조사한 2010년 한 해 동안 나트륨 과다로 사망한 인구가 전 세계적으로 230만 명에 달한 것으로 조사되기도 했다.

나트륨 중독으로 전 세계에서 한 해 230만 명 사망

우리가 건강한 삶을 유지하기 위해 먹는 음식 속에 포함된 나트륨은 내가 얼마나 먹는지도 모르게 과다 섭취해 우리의 건강을 해치고 있다. 그렇다면 이렇게 계속 짜게 먹으면 어떻게 될까?
연구 결과 위암과 유방암 등 각종 암의 발병률이 2배 이상 증가하는 것은 물론 고혈압, 당뇨, 뇌졸중 등 심혈관 질환 위험이 20% 증가하는 것으로 밝혀졌다. 또한 한 끼에 한 가지라도 지나치게 짠 음식을 먹으면 30분 안에 동맥의 혈류량이 눈에 띄게 감소한다는 연구 결과도 있다. 나트륨이 혈관을 뻑뻑하게 만들어 혈액순환을 방해하며, 이로 인해 혈압이 높아지면 심근경색과 뇌졸중 위험이 증가한다.

그밖에 심장병, 골다공증, 관절염, 정서불안과 발작의 위험을 높이기도 한다. 특히 우리나라의 경우 위암 발생률은 세계 1위, 고혈압 환자 수는 500만 명으로 국민 4명 중 1명이 고혈압 환자이며, 뇌졸중 사망률 역시 6초에 1명씩 사망할 정도로 높은 것으로 알려져 있다. 따라서 우리나라 국민들의 짜게 먹는 습관은 더욱 위험하다고 할 수 있다.

지금부터 우리가 나트륨에 중독되는 이유는 무엇인지, 나트륨을 멀리하는 식습관에는 어떤 것이 있는지, 이미 축적된 나트륨을 배출시킬 방법은 있는지 등에 대해 국내 최초의 가정의학과 전문의 윤방부 박사로부터 들어보자.

인구 70%가 나트륨 중독, 우리나라가 최고 수준!

나트륨은 우리 몸에서 혈액이나 세포 외액 등 체액의 삼투압을 조절하거나

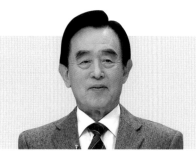

몸신 주치의 윤방부 가정의학과 전문의
대한가정의학회 초대 이사장, 세계가정의학회 부회장,
연세대 의과대학 명예교수 역임. 현재 영훈의료재단 회장,
대전선병원 국제의료센터 원장으로 재직 중이다.

칼륨과 함께 신경이나 근육에서 자극을 전달하는 역할을 한다. 또 근육이나 신경의 흥분을 가라앉히기도 하고 체액의 산성 & 알칼리성 조절, 칼슘 등 기타 미네랄의 흡수를 돕기도 한다. 적당한 나트륨은 이처럼 우리 몸에서 순기능을 하지만 섭취가 지나치면 각종 질환의 원인이 된다.

그렇다면 나트륨의 하루 권장량은 얼마일까? 세계보건기구(WHO)는 1일 나트륨 섭취량을 2000mg(소금 5g)으로 정하고, 이보다 적은 섭취를 권장하고 있다. 그런데 질병본부 발표에 따르면, 우리나라 국민의 평균 나트륨 섭취량은 평균 10g 정도로 많다. 세계보건기구(WHO) 권장량보다 2배나 많은 셈이다.

또한 식품의약품안전처가 2012년 전국에 거주하는 만 18세 이상 국민 3,223명(남성 1,337명, 여성 1,886명)을 대상으로 '짠맛 미각 검사'를 실시한 결과, 우리나라 국민 10명 중 7명 이상은 여전히 짜게 먹고 있는 것으로 조사되었다.

나트륨 1일 섭취 권장량 5g과 한국인의 평균 10g 비교

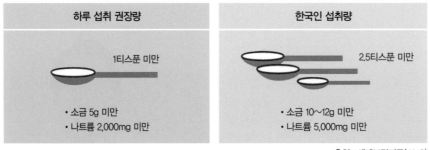

하루 섭취 권장량	한국인 섭취량
1티스푼 미만	2.5티스푼 미만
• 소금 5g 미만 • 나트륨 2,000mg 미만	• 소금 10~12g 미만 • 나트륨 5,000mg 미만

출처 : 세계보건기구(WHO)

한식이 나트륨 중독을 부른다?!

도대체 우리나라 사람들은 왜 이처럼 심각하게 나트륨에 중독되어 있을까? 그 이유는 애석하게도 우리의 고유 음식인 한식 때문이다.

영미권 국가를 가보면 각종 패스트푸드, 정크푸드를 비롯해 매일 섭취하는 음식이 몹시 짜다는 것을 느낀다. 우리 한식보다 더 짜게 느껴질 정도다. 그런데 왜 한식을 먹는 우리나라 사람들의 나트륨 섭취가 많은 것일까? 바로 국물 때문이다. 소금은 반 숟가락만 퍼서 씹어 먹어도 입이 아리게 짠 반면 소금 한 숟가락을 넣은 설렁탕은 간이 적당해 맛있게 먹을 수 있다. 이 때문에 음식에 그냥 뿌려져 있는 소금보다 국 속에 포함된 소금을 과하게 섭취할 가능성이 높다.

국물 문화는 아시아권에 퍼져 있는데, 특히 우리나라는 매끼 찌개나 국을 먹는다. 그러므로 한식을 좋아하는 사람일수록 나트륨에 중독돼 있다고 보면 된다. 우리가 평소 집에서 먹는 식사 한끼에도 이미 하루 권장량인 2,000mg(소금 5g)보다 많은 나트륨이 들어 있기 때문이다.

그렇다면 평소 우리가 자주 먹는 음식에는 어느 정도의 나트륨이 들어 있는지 알아보자.

찌개, 국 속에 포함된 나트륨 함량

순위	음식	나트륨 함량
1위	고추장찌개	5,190mg
2위	부대찌개	3,640mg
3위	된장찌개	2,525mg
4위	김치찌개	2,452mg
5위	콩나물국	1,344mg

1인분 : 찌개, 국 – 500g 기준, 출처 : 식품의약품안전처 / 2013년

찌개, 국의 1인분을 500g으로 잡았을 때, 고추장찌개는 5,190mg, 부대찌개는 3,640mg, 된장찌개와 김치찌개도 2,000mg이 넘어, 한끼에 섭취하는 나트륨 함량이 하루 권장량을 훌쩍 넘는다. 심지어 콩나물국도 1,344mg으로 하루 권장량에 육박한다.

1인분 기준 나트륨이 가장 많이 들어 있는 음식 순위

순위	음식	나트륨 함량
1위	짬뽕	4,000mg
2위	우동	3,396mg
3위	간장게장	3,221mg
4위	열무냉면	3,152mg
5위	김치우동	2,875mg

1인분 : 찌개, 국 – 500g 기준, 출처 : 식품의약품안전처 / 2013년

1위는 4,000mg인 짬뽕으로 하루 권장량의 2배나 되며, 우동은 나트륨이 적게 들어 있을 것으로 생각하는 사람이 많으나 3,396mg이나 들어 있고, 간장게장과 열무냉면, 김치우동에도 하루 권장량을 훨씬 초과하는 양의 나트륨이 들어 있다. 또한 평소 우리가 즐겨 먹는 라면 1봉지에도 이미 하루 권장량인 2,000mg이 들어 있기 때문에 주의가 필요하다.

나트륨을 줄이면 수명이 5년 연장된다

런던대학교 연구 팀은 '소금 줄이기' 정책이 시작된 2003년부터 2011년까지 3만 1,500명 이상의 환자들을 조사한 결과 심장병이나 뇌졸중 등 심혈관계

질환 사망률이 40% 가까이 줄어들었다고 밝혔으며, 수명이 5년 연장됐다는 결과를 발표하기도 했다. 핀란드 역시 30년 동안 나트륨 섭취량을 1/3 줄인 결과 국민 평균수명이 5년 연장됐다는 결과를 발표할 정도로 나트륨은 건강에 지대한 영향을 미친다.

그렇다면 우리가 짠맛에 중독되는 이유는 무엇일까? 크게 네 가지를 들 수 있다. 첫째, 뇌가 길들여졌기 때문이다. 소금, 당분, 지방의 절묘한 조합은 뇌의 쾌감중추를 자극해 '입에 착 달라붙는 맛'을 느끼게 한다. 이 맛으로 인해 경험한 오감과 즐거움은 학습과 기억을 통해 그대로 뇌에 각인되기 때문에 중독되기 쉽다. 즉 혀와 뇌의 인지 장애를 일으켜 짭짤해야 맛있다는 착각을 하기 때문에 일명 짠맛의 판타지가 생기는 것이다.

둘째, 음식 온도에 따라 짜게 느껴지는 정도가 다르다. 음식이 뜨거우면 짠맛을 느끼는 기능이 떨어져 짠맛을 쉽게 느끼지 못하는데, 우리나라 음식은 대부분 뜨겁다.

셋째, 나이가 들면 짠맛을 잘 못 느낀다. 65세 이상이 되면 맛을 느끼는 감각이 20~30대에 비해 50% 감소한다. 이 때문에 뇌에 입력된 짠맛을 내기 위해 더 많은 소금을 넣게 되는 것이다.

넷째, 짠맛은 숨겨져 있다. 특히 생크림처럼 지방에 숨겨져 있을 때, 매운 음식을 먹을 때, 단 음식을 먹을 때는 더욱 짠맛을 느끼지 못한다. 다른 맛에 숨겨져 있어 짠맛에 둔감해지기 때문이다.

소변검사를 하면 전날 하루 동안 먹은 소금의 양을 측정할 수 있다. 특별한 날이 아닌 일상 가운데 하루를 잡아 소변검사를 실시하면 평소 나트륨 섭취 정도를 판단할 수 있다. 나트륨의 하루 권장량은 2,000mg(5g)인데, 과연 하루 동안 가장 많은 소금을 먹은 몸신 가족은 누구일까?

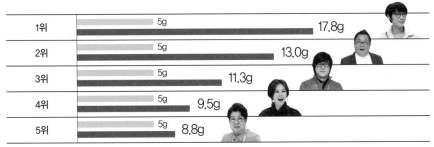

1위	5g	17.8g
2위	5g	13.0g
3위	5g	11.3g
4위	5g	9.5g
5위	5g	8.8g

세계보건기구(WHO) 기준 5g

5위 엄앵란 하루 소금 섭취량은 8.8g으로 하루 권장량인 5g보다 1.7배나 많이 먹고 있었다. 한국인 평균 10g보다는 적게 먹는 편이지만 앞으로 소금의 양을 조금 더 줄일 필요는 있다.

4위 조민희 하루 소금 섭취량은 9.9g으로 하루 권장량인 5g보다 2배 정도 되는 양을 먹고 있었다. 이는 한국인 평균 10g과 비슷한 양이지만 앞으로 소금의 양을 반으로 줄일 필요가 있다.

3위 변우민 하루 소금 섭취량은 11.3g으로 하루 권장량 5g보다 2배를 훨씬 넘는 양을 먹고 있었다. 하루 소금 섭취량을 절반으로 줄일 필요가 있다.

2위 이용식 하루 소금 섭취량은 13.0g으로 하루 권장량 5g보다 2.6배나 많은 양의 소금을 먹고 있었다. 심근경색과 고혈압이 있는 이용식에게 13g은 위험하다. 혈압 상승, 심장 비대증 등 다양한 합병증을 유발할 수 있으므로 하루 빨리 줄여야 한다.

1위 팽헌숙 하루 소금 섭취량은 무려 17.8g으로, 하루 권장량 5g보다 3.5배나 많은 양의 소금을 먹고 있었다. 이 정도의 양이면 조만간 심혈관 계통의 질환을 유발할 수 있기 때문에 반드시 줄여야 한다.

몸신 가족들의 소금과자 테스트 결과를 공개합니다

과연 몸신 가족들은 짠맛에 얼마나 길들여져 있을까?

소금과자는 서울대학교 신장내과 김성권 명예교수가 직접 개발한 것으로 평소 짠맛에 얼마나 길들여져 있는지 알아볼 수 있는 테스트용 과자다. 소금과자는 총 8단계로 구성되어 있으며 단계가 올라갈수록 염도가 높아진다.

염도는 1단계 - 0%, 2단계 - 0.1%, 3단계 - 0.3%, 4단계 - 0.5%, 5단계 - 0.75%, 6단계 - 1.0%, 7단계 - 1.5%, 8단계 - 2%로 구성되어 있다.

짜다고 느껴야 하는 바람직한 단계는 3단계로 염도 0.3% 나트륨의 양은 78.6mg이 되어야 하며, 만약 4단계 이후로 짜다고 느낀다면 나트륨에 중독되어 있다고 보면 된다.

염도 단계

염도	0%	0.1%	0.3%	0.5%	0.75%	1.0%	1.5%	2.0%
	1단계	2단계	3단계	4단계	5단계	6단계	7단계	8단계

엄앵란의 경우

염도	0%	0.1%	0.3%	0.5%	0.75%	1.0%	1.5%	2.0%
	1단계	2단계	3단계	4단계	5단계	6단계	7단계	8단계

2.5단계로 2단계 염도 0.1%와 3단계 염도 0.3% 사이에서 짜다고 느꼈다. 평소 싱겁게 먹는 단계로 입맛이 짜게 길들여지지 않았다.

이용식의 경우

염도	0%	0.1%	0.3%	0.5%	0.75%	1.0%	1.5%	2.0%
	1단계	2단계	3단계	4단계	5단계	6단계	7단계	8단계

8단계인 염도 2%에서 짜다고 느낄 정도로 매우 짜게 길들여진 입맛이라고 할 수 있다.

팽현숙의 경우

염도	0%	0.1%	0.3%	0.5%	0.75%	1.0%	1.5%	2.0%
	1단계	2단계	3단계	4단계	5단계	6단계	7단계	8단계

8단계인 염도 2%에서 짜다고 느낄 정도로 매우 짜게 길들여진 입맛이라고 할 수 있다.

콩나물국으로 손쉽게 나트륨 중독 테스트하기

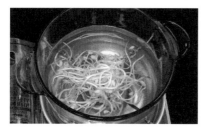

① 물에 콩나물을 넣고 끓인다.
(단, 조미료를 일절 넣지 않는다)

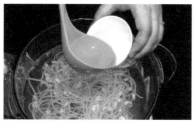

② 콩나물 끓인 물을 종이컵(200cc)에 담는다.

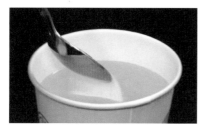

③ 소금 반 스푼(약 78.6mg)을 콩나물국에 넣는다.
이 간이 입맛에 맞으면 정상적인 입맛이고, 싱겁게 느껴지면 짜게 길들여진 입맛이다.

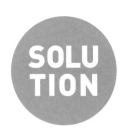

나트륨에 신음하는
내 몸 살리는 방법 세 가지

나트륨 중독으로부터 벗어나는 방법은 먹은 나트륨을 배출하고, 적게 먹고, 짠맛에 길들여진 미각을 되돌리는 것이다.

하나, 먹은 나트륨을 배출하라

나트륨을 많이 섭취했다면 몸속의 나트륨 배출을 도와주는 다음과 같은 식품을 섭취한다.

나트륨 배출을 도와주는 식품

나트륨은 소변과 땀으로 배출되는데 소변을 통한 배출을 도와주는 가장 중요한 영양소가 칼륨이다. 칼륨은 신장에서 나트륨의 재흡수를 막아 소변과 함께 몸 밖으로 내보내는 작용을 한다. 칼륨이 풍부한 식품에는 어떤 것이 있는지 알아보자.

배 배에는 100g당 약 170mg의 칼륨이 들어 있는데, 고혈압을 유발하는 체내 잔류 나트륨 배설을 도와 혈압을 조절하므로 고혈압 예방에 도움이 된다.

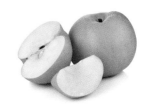

바나나 바나나 1개에는 사과의 4배에 해당하는 500mg의 칼륨이 포함돼 있다.

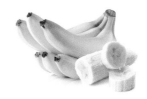

검은콩 검은콩에는 혈관을 확장시켜주는 칼륨이 100g당 1,240mg이나 들어 있어 혈액 정화 및 해독 작용에 효과적이다. 엽산, 항산화제, 마그네슘, 식이섬유가 많이 들어 있어 콜레스테롤과 혈당을 낮추는 데도 좋다.

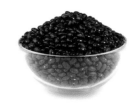

감자 감자의 칼륨 함유량은 밥의 16배로, 100g 기준 396mg의 칼륨을 함유하고 있다. 감자는 나트륨 배출을 촉진하고 혈압을 낮춰주기 때문에 고혈압, 동맥경화 환자들의 식단으로 활용된다.

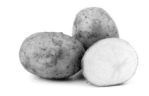

키위 키위는 100g당 290mg의 칼륨이 함유되어 있어 매일 3개씩 먹으면 혈압을 낮추는 데 도움이 되며, 중성지방을 분해하는 효과도 커 혈압을 정상 범위로 돌려놓는다.

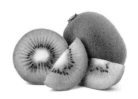

둘. 적게 먹어라

가장 좋은 방법은 나트륨을 적게 먹는 것이다. 나트륨을 적게 먹는 최고의 방법은 소금 자체를 적게 먹는 것이지만 사람들은 간을 하지 않으면 싱거워서 맛이 없다고 생각한다. 이때는 같은 염도라도 나트륨을 적게 섭취할 수 있는 천연 조미료를 쓰는 것이 좋다. 천연 조미료는 같은 양을 써도 염분을 30% 줄이고 맛을 더할 수 있다.

간을 보지 마라 평소 간 보는 습관을 없앤다. 간을 맞춘다는 말 자체가 짜게 먹는다는 말과 같다. 특히 뜨거울 때 간을 보면 혀를 둔하게 만들어 음식이 짜지기 십상이다. 따라서 조리할 때는 간을 보지 말고, 먹기 전에 각자 알아서 간하는 습관을 길러야 한다.

천연 조미료 사용 방법

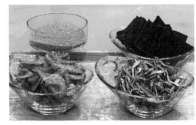 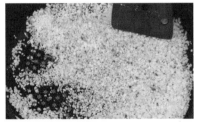

1 다시마, 새우, 멸치 등을 갈아서 소금 대용으로 사용한다.

2 천일염(70%)과 쌀(30%)을 함께 볶은 후 갈아서 소금 대용으로 사용한다.

숟가락을 쓰지 말고 젓가락을 써라 국물 요리는 젓가락으로 건더기만 건져 먹어야 불필요한 나트륨 섭취를 예방할 수 있다. 조금 싱겁게 먹는다고 해도, 국물을 많이 마시면 그만큼 나트륨의 절대섭취량이 늘어나기 때문에 젓가락을 이용해 국물의 섭취량을 줄여야 한다. 평소 국물 없이는 식사를 못하는 사람도 하루 한끼 정도는 국물 없이 식사하는 습관을 들이는 것이 건강에 좋다.

셋. 짠맛에 길들여진 미각을 되돌려라

평소 짜게 먹는 이유는 혀 자체가 짠맛에 단련되어 있기 때문이다. 간이 싱거우면 혀가 만족감을 느끼지 못하기 때문에 계속 짠맛을 찾게 되는 것이다. 그래서 나트륨에 중독된 혀를 제로 세팅, 즉 순수한 혀 상태로 되돌려 혀가 있는 그대로 나트륨을 인식할 수 있도록 만드는 것이 중요하다.

2주일에 하루 정도는 무염일로 정하라 채소, 과일, 달걀 등에 들어 있는 나트륨으로도 하루 권장량을 충분히 섭취할 수 있으므로 정제된 소금을 섭취하지 않고 밥, 양배추, 달걀, 고구마, 과일 등 천연 식품으로만 식사하는 NO 나트륨 데이를 실천한다.
이렇게 하루 정도 무염식을 실천하면 다음 날 상대적으로 짠맛에 민감해져 싱거운 맛에 적응하게 된다.

암, 치매 일으키는
몸속 쓰레기
'염증' 제거하기

혈액 속에 떠다니는 몸속 쓰레기
염증은 만병의 근원

깨끗해야 할 혈액 속에 염증이라는 쓰레기가 떠다니면서 우리 몸에 질병을 만들고 있다? 우리 몸은 미세먼지나 오염된 공기와 물, 음식 등을 통해 외부로부터 각종 바이러스나 세균, 독성물질이 매일 유입된다. 그러면 면역세포들이 바이러스, 세균, 독성물질들과 싸움을 하게 되는데, 이때 생긴 잔해물이나 찌꺼기들이 바로 염증이다.

물론 염증이 다 나쁜 것만은 아니다. 염증에는 급성염증과 만성염증이 있는데, 이중 급성염증은 우리 몸에 도움이 되는 염증이다. 발이 삐끗하거나 타박상을 입거나 감기에 걸렸을 때, 우리 몸을 치유하기 위해 상처 부위가 부어오

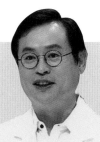

몸신 주치의 염창환 가정의학과 전문의

연세대학교 대학원 의학박사로 대한비타민연구회 회장을 겸직하고 있으며
한국 호스피스 완화의료학회 먼디파머 학술상을 수상한 바 있다.

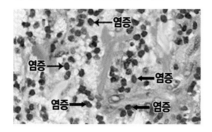

실제 혈액 속에 들어있는 염증 사진

염증 → 염증 → 염증 → 염증 →

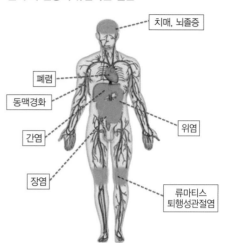

혈액 속 염증이 유발하는 질환

치매, 뇌졸중

폐렴

동맥경화

간염

장염

위염

류마티스
퇴행성관절염

르거나 통증이 생기고 고름이 생기는데, 이들 증상은 1시간 이내 또는 길어야 3~4주 이내에 사라진다. 즉, 급성염증은 상처 입은 우리 몸을 보호하기 위해 생겼다가 상처가 치유되게 도와주는 역할을 한다.

문제는 만성염증이다. 만성염증은 피부에 상처가 나거나 종기가 났을 때 생기는 누런 고름과 달리 조용히 아무도 모르게 오랜 기간에 걸쳐 몸속 여기저기에 생겨 잠복해 있다가 여러 질병을 초래한다. 이러한 만성염증은 모든 질병의 원인이 되는 활성산소를 발생시키고, 늘어난 활성산소가 염증 유발 분자를 자극해 염증을 다시 유발하는 악순환을 만든다. 만성염증이 무서운 이유는 아무런 자각 증상도 없기 때문이다.

위의 염증 사진은 실제 혈액 속에 있는 염증을 확대한 것으로 보라색으로 보이는 물질이 모두 염증이다. 이들 염증이 혈액 속을 떠돌아다니면서 신체 각 부위를 자극해 질병을 일으킨다. 염증이 오랜 기간 몸속을 떠다니다가 피부를 공격하면 아토피와 알레르기의 원인이 되고, 뼈를 공격하면 관절염이나 디스크, 혈관을 공격하면 동맥경화, 혈전이 생기고 신경을 공격하면 우울증과 치매를 야기하며, 장기를 공격하면 암까지 일으킬 수 있다.

지금부터 국내 제1호 완화의학과 교수이자 18년 동안 호스피스 병동에서 2,000명 넘는 암 환자의 죽음을 지켜본 염창환 전문의와 함께 염증이 우리 몸에 얼마나 해로운지, 염증이 생기는 원인은 무엇인지, 어떻게 하면 몸속 염증을 없앨 수 있는지 등에 대해 알아보자.

만병의 씨앗 염증, 방치하면 암과 치매까지 일으킨다

암은 그야말로 염증 덩어리라고 할 수 있다. 우리의 신체는 항상 면역세포와 바이러스가 싸우기 때문에 모든 사람의 몸속에는 기본적으로 염증이 어느 정도 존재하기 마련이다. 염증 수치가 정상 범위면 큰 문제 없지만, 정상 수치를 넘기면 염증이 신체 각 기관에 붙어 질병을 일으킨다. 따라서 염증을 절대 가볍게 생각해선 안 된다. 만약 염증 수치가 높게 나왔다면 틀림없이 현재 질병이 있다는 증거이며, 극도로 높으면 암을 의심해봐야 하는 심각한 수준이다.

실제 한림대학교 의과대학교에서 5개월 전부터 배꼽 주위 통증을 호소하며 내원한 62세 여성 환자의 염증 수치를 측정해 정상 범위인 1~10mg/L보다 2.4가 높은 12.4mg/L이 검출되자, 정밀 검사를 해본 결과 대장암으로 밝혀지기도 했다(출처 : 2002년 대한소화기내시경학회지). 대구가톨릭대학교 병원 소화기내과에서는 15일간 명치 통증을 호소하던 70세 남성 환자의 사례를 소개하기도 했다. 이 환자는 8년 전 담석증으로 개복담낭절제 수술을 받은 이력이 있어서 담관결석이라고 생각했지만, 염증 수치가 정상인 1~10 mg/L보다 8배 정도 높은 86.2 mg/L이 검출돼 해당 담관의 세포를 검사한 결과, 담도암 진단을 받았다(출처 : 2009년도 대한췌담도학회 추계학술대회).

염증은 뇌세포를 파괴해 치매를 일으키기도 한다. 실제로 알츠하이머병 사망자의 뇌를 떼어내 신경세포가 왜 죽었는지 살펴봤더니 만성염증이 확인된 사례가 있다(아주대학교병원 신경과 김병곤 교수).

우울증 역시 만성염증과 관련이 있다. 아주대병원 정신건강의학과 홍창영 교수 팀이 우울증 환자 그룹과 건강한 그룹의 혈액 속 염증 물질에 차이가 있는지 살펴본 결과, 염증 물질인 인터루킨-1알파 수치가 우울증 환자 그룹에서 건강한 그룹보다 3배 이상 높았다.

염증은 사망률을 높이는 것으로도 나타났다. 2010년 스웨덴 캐롤린스카연구소 연구 팀이 『External link Brain, Behavior and Immunity』지에 밝힌 5만 명가량의 젊은 남성을 대상으로 35년간 진행한 연구 결과에 따르면 체내 저강도 염증이 지능을 저하시키고 조기 사망 위험 역시 높이는 것으로 밝혀졌다. 또한 하버드의대 부속 브리검 여성병원 심장병 전문의인 폴 리드커 교수 팀은 1997년 염증과 심장병의 상관관계를 연구한 결과, 건강한 중년 남성의 경우 염증 수치가 가장 높은 군은 가장 낮은 군에 비해 향후 6년 사이 심장마비를 겪을 가능성이 3배 높은 것으로 나타났다고 발표했다.

초미세먼지, 환경 호르몬, 스트레스가 염증의 원인

그렇다면 혈관에 염증을 일으키는 원인은 무엇일까? 가장 대표적인 원인으로는 초미세먼지, 환경 호르몬을 들 수 있다. 초미세먼지나 환경 호르몬은 코나 입 등 호흡기를 통해 몸속에 쌓이는데, 이때 먼지에 들러붙은 세균과 바이러스도 함께 쌓여 염증반응을 일으킨다. 특히 초미세먼지는 폐에서 절대 걸러지지 않고 계속해서 폐에 쌓이게 되므로 가장 위험하다.

두 번째 원인은 스트레스다. 2012년 4월 미국국립과학원회보(PNAS)가 발표한 바에 따르면, 미국 피츠버그 카네기멜론대학의 셸던 코엔 박사는 300여 명을 대상으로 감기를 유발시키는 실험을 진행해, 만성 스트레스에 시달리면 염증반응을 조절하는 스트레스 호르몬인 코르티솔의 기능이 손상되고, 이로 인해 질병이 발생하거나 질병의 진행이 촉진될 수 있다는 사실을 밝혀냈다. 또한 스트레스 강도가 높은 사람일수록 감기에 걸릴 위험도 높고, 염증반응 조절 능력이 떨어지는 사람일수록 감기 바이러스 노출 후 염증반응을 유발하는 사이토킨이 많이 만들어지는 것으로 나타났다.

염증 위험수치 추정하는 자가진단법

아래 항목 가운데 4개 이상에 해당하면 병원을 찾아 염증 수치를 측정해봐야 한다.

1. 체중이 많이 나가고, 항상 단 것을 먹고 싶고, 늘 배가 고프다.
2. 손톱이 잘 부서지고, 머릿결에 윤기가 없다.
3. 평소 소화가 잘 안 되고, 변비가 있다.
4. 수면시간이 길어지고, 자고 일어나도 몸이 무겁다.
5. 집중력이 많이 떨어졌다.
6 기력이 없고, 스스로 건강하다고 생각하지 않는다.
7. 머리가 아프고, 늘 피로하다.
8. 피부가 건조하다.
9. 비염이나 천식 등 알레르기 질환을 가지고 있다.
10. 치주병 등 잇몸 질환이 있다.
11. 고혈압이나 당뇨병을 앓고 있다.

혈액검사를 통해 우리 몸속의 염증 수치를 알 수 있다. 이 수치는 CRP로 표기된다. 따라서 CRP는 내 몸속 어딘가에 염증이 생겼는지를 나타내주는 혈액 표지자로, 만약 CRP 수치가 높으면 몸에 염증이 많다는 뜻이므로 건강상 문제가 있음을 의미한다.

정상적인 염증 수치는 기계마다 기준이 다르지만 몸신 가족 검사에 사용한 기계는 0~5mg/L이 정상 수치이고, 2mg/L 이상이면 염증 수치가 높은 상태이므로 관리가 필요한 것으로 판단한다. 만약 15mg/L 이상이라면 고혈압이나 당뇨, 동맥경화 등 염증 관련 질환이 발생했을 가능성이 크고, 30mg/L 이상이면 감염되었거나 암에 걸렸을 가능성이 있으므로 정밀 검사가 필요하다.

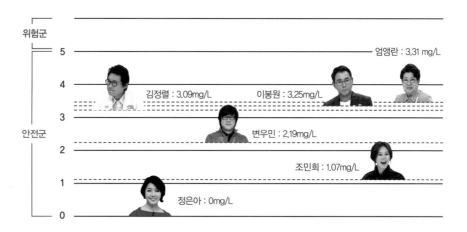

몸신 가족 검사 결과 정상 수치인 5mg/L이 넘는 경우는 없었으나, 염증 수치는 0mg/L에 가까울수록 건강하다는 증거이므로 줄이도록 노력해야 한다.

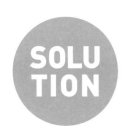

몸속 쓰레기 염증,
확실하게 없애는 방법 세 가지

하나. 혈관 속 염증 잡는 비타민 P를 먹어라

혈관 속 염증은 생명과 직결된 가장 위험한 염증이다. 혈관은 머리부터 발끝까지 우리 몸 전체에 분포되어 각 장기에 영양분과 산소를 공급하기 때문이다. 혈관은 전신에 퍼져 있기 때문에 한 부분에 이상이 생기면 동맥경화와 고지혈증 등 다양한 질환이 생길 수 있다. 혈관만 건강해도 건강한 신체를 유지하고 있다고 말할 수 있으므로 혈관 건강에 신경 써야 한다. 혈관 건강을 위해서는 비타민 P를 먹는 것이 중요하다.

플라보노이드라고 불리는 비타민 P는 비타민 C를 도와 혈관 벽이 손상되지 않게 하며, 동맥경화 예방, 피떡이라 불리는 혈전 생성 방지, 모세혈관 강화 등 다양한 효능이 있는 영양소로, 혈액을 깨끗하게 해주는 천연 청소부라고 할 수 있다. 비타민 P는 우리 몸 안에서 합성되지 못하므로 반드시 식품으로 섭취해야 한다.

우리 몸에서 비타민 P가 부족하면 출혈이 생기거나 멍이 잘 들고 류머티즘에 걸릴 가능성이 높다. 또한 세균침투에 취약해져 혈관염증을 유발하기도 한다. 성인의 경우 1일 최저 60mg을 필요로 하는 비타민 C와 같은 양을 섭취해야 하는데 대부분 부족한 편이다.

그렇다면 비타민 P는 어디에 많이 들어 있을까? 적색, 황색, 청색 음식에 많이 함유돼 있는데, 특이하게도 식품의 알맹이가 아닌 껍질에 많다. 지금부터 비타민 P가 풍부한 껍질 4인방을 공개한다.

귤, 오렌지, 자몽 껍질 비타민 P의 일종인 헤스피리딘 성분이 많은데, 귤의 효능을 높이려면 귤의 속껍질인 하얀 부분을 제거하지 않고 먹어야 한다. 귤 속껍질에 든 비타민 P가 비타민 C의 기능을 보강해 탄력세포인 콜라겐의 생성을 돕고, 모세혈관을 튼튼하게 한다. 또 귤껍질에는 암의 성장을 막는 '살베스트롤' 성분이 많아 암세포를 공격한다. 실제 한의학에서는 귤껍질을 진피라고 하여 한약재로도 쓰고 있다.

가슴이 답답하고 기침이 나는 증상을 완화시키며, 심한 가래, 만성기관지염, 기관지천식, 폐결핵 등에 효과적이다.

사과껍질 사과껍질에는 식이섬유는 물론 비타민 P에 속하는 안토시아닌 성분 대부분이 농축되어 있다. 이 성분은 항산화 작용이 뛰어나 체내에 유해한 활성산소를 배출해 면역력을 높이고 항암, 노화 방지, 동맥경화 예방 등의 효과가 있다. 특히 과육보다 껍질에 7배가량 풍부한 안토시아닌 성분이 함유돼 있으므로 껍질을 깨끗이 씻어 같이 먹어야 좋다.

또 사과껍질에는 물에 녹는 수용성 식이섬유인 '펙틴'이 많은데, 이 펙틴은

장 속에서 콜레스테롤을 흡착해 배출함으로써 동맥경화, 고혈압, 비만을 예방하고 알루미늄 등 중금속도 배출하는 효과가 있다.

미국의 생활 잡지 『이팅웰』의 보도에 따르면, 사과를 먹은 사람들은 그렇지 않은 사람들에 비해 대사증후군을 겪을 확률이 27%나 낮게 나타났고 사과를 먹은 사람들은 혈액 속의 특정 염증 단백질이 적었는데, 이는 심장 질환과 당뇨병의 위험을 사과가 낮춘다는 사실을 의미한다.

포도껍질 포도껍질의 보라색 색소에는 비타민 P(플라보노이드)가 풍부해 심장병과 동맥경화를 예방한다. 특히 염증과 독소를 완화시키고 유전자 변형을 막아 비정상 세포의 증식을 억제하므로 암 예방에 효과적이다. 미국 위스콘신대 존 폴츠 교수는 미국심장학회에서 포도주스에 함유된 식물성 색소인 비타민 P가 혈전 생성을 억제해 심장병과 동맥경화증을 예방하는 것으로 나타났다고 발표했다. 폴츠 교수는 포도주스나 포도주에 함유된 비타민 P가 심장병을 예방하는 효과가 있으므로 포도주스나 포도주를 하루 한 잔씩 마시면 도움이 된다고 했다.

양파껍질 양파껍질에 풍부한 비타민 P는 혈관을 맑게 하고 몸속 독소를 말끔하게 제거하는 데 효과적이다.

세계보건기구의 심장병 예방 조사 결과, 심장병 발병률이 가장 낮은 나라가 중국이었는데, 기름진 음식을 많이 먹는 중국인에게 심혈관 질환이 적은 이유는 바로 양파를 많이 먹기 때문이다. 양파에 든 비타민 P 성분의 일종인 케르세틴은 혈액 속의 좋은 콜레스테롤은 높여주고 나쁜 콜레스테롤은 낮춰 심혈관 질환을 예방한다. 따라서 동맥경화나 관상동맥 등 혈관 질환이 많이 나타나는 비만 환자에게 양파를 꼭 권한다.

케르세틴 성분은 흰 양파보다 붉은 양파에 많고, 알맹이보다 껍질에 10배 이상 함유되어 있다.

오메가 3 함유 식품 오메가 3는 심장마비와 뇌졸중을 예방하는 효과가 있는 대표적인 성분으로 혈액의 염증을 없애는 데 탁월하다. 하버드대학교 공중보건대학의 다리시 모자파리안 박사에 따르면, 오메가 3 섭취가 혈장의 지방산 농도와 혈압을 낮추고, 염증반응을 줄이며, 혈관 기능을 향상시킨다고 한다. 특히 혈액순환이 안돼 팔다리가 저리기 쉬운 중년의 여성과 남성들이 오메가 3를 꾸준히 섭취하면 혈액순환 개선에 도움이 될 수 있다. 대표적인 식품으로는 고등어, 연어, 꽁치, 갈치, 멸치 등의 생선류와 들기름이 있다.

귤껍질차 만들기

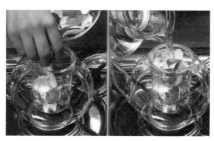

① 귤껍질을 갈색이 될 때까지 하루 정도 말린다.

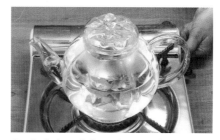

② 잘 말린 귤껍질 20g을 물 1L에 넣고 끓인다.

귤껍질조림 만들기

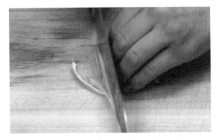

① 귤껍질을 5mm 정도로 얇게 자른다.

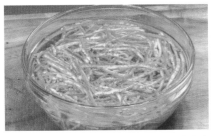

② 자른 귤껍질을 1시간 정도 물에 담갔다가 물기를 뺀다.

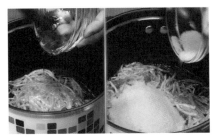

③ 귤껍질과 설탕의 양을 1 : 1로 섞어 냄비에 담는다.

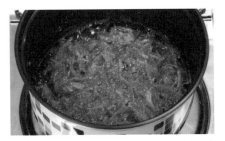

④ 약한 불에서 물기가 없어질 때까지 졸인 다.

포도껍질잼 만들기

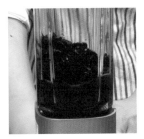

① 깨끗이 씻은 포도껍질을 믹서에 간다.

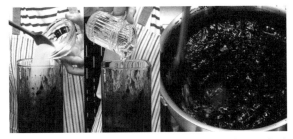

② 간 포도껍질에 황설탕 20%, 올리고당 20%를 넣고 졸여 잼 을 만든다.

포도껍질스무디 만들기

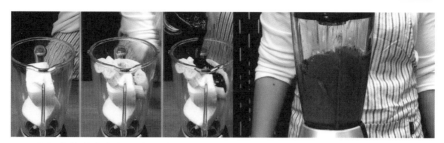

포도껍질 잼에 얼린 우유를 넣고 믹서에 간다.

양파껍질차 만들기

① 양파껍질을 물에 깨끗이 씻는다.
② 하루 정도 햇빛에 말려 껍질에 묻은 세균을 제거한다.

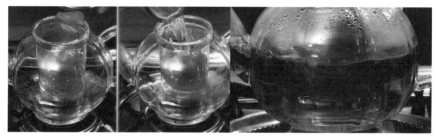

③ 흐르는 물에 헹군 다음 양파껍질 약 50g(양파 4~5개 껍질 분량)을 물 2.5L에 넣어 물이 반정도 줄어들 때까지 푹 끓인다.

* 껍질에 풍부한 비타민 P의 일종인 케르세틴 성분은 뜨거운 온도에서 끓여도 성분 변화가 없어 영양 파괴 걱정 없이 먹을 수 있다. 양파껍질 물은 다이어트에도 효과 만점이다. 케르세틴 성분이 중성지방의 산화를 막아주고 지방 대사를 촉진시켜 전체적으로 지방 배출을 도와주기 때문이다.

둘. 뼈의 염증 잡는 비타민 D를 먹어라

뼈 건강에 가장 중요한 비타민이 바로 비타민 D이다. 비타민 D는 뼈, 관절을 튼튼하게 지켜주고, 염증 억제 작용까지 한다. 비타민 D가 부족하면 뼈 노화, 구루병, 심장 질환, 우울증, 당뇨, 암의 원인이 되기 때문에 비타민 D를 충분히 섭취해야 하는데, 우리나라 사람의 98%가 비타민 D 결핍이다. 비타민 D는 호르몬이라고 할 정도로 없으면 우리 몸이 정상적인 생활을 할 수 없다. 칼슘 섭취를 돕고 암을 예방하며, 인플루엔자, 메르스 등 감염 질환 예방에도 반드시 필요하기 때문이다.

비타민 D를 보충하는 가장 좋은 방법은 햇볕 쬐기이다. 햇볕만 잘 쬐어도 하루에 필요한 비타민 D의 80%를 얻을 수 있다. 짧은 시간 안에 좁은 면적에서 햇볕을 효과적으로 쬐려면 정오 무렵, 1~2시간 정도 야외활동을 하는 것이 좋다. 자외선 차단제 때문에 비타민 D 합성이 제대로 되지 않는 경우가 많은데, 종아리 등 신체 한 부위에만 햇볕을 쬐어도 비타민 D 합성이 이루어지므로 자외선차단제를 바르지 않은 특정 신체 부위가 햇볕에 노출되도록 해야 한다.

음식으로 섭취하는 방법

목이버섯 농촌진흥청 산하 국립농업과학원에서 비타민 D 함량을 검사한 결과, 말린 목이버섯이 식물성 식품 가운데 비타민 D 함량이 100g당 364㎍으로 가장 높았다. 말린 목이버섯의 비타민 D 함량은 같은 무게의 생 목이버섯보다 30배 정

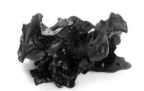

도 높다. 버섯에는 비타민 D의 전구물질인 에르고스테롤이 많이 존재하는데 적당량의 자외선을 받아 건조되면 비타민 D로 전환되기 때문이다. 또 목이버섯은 향이 풍부한 것이 특징이고, 식도와 위장을 씻어주는 구실을 해 위장과 폐 건강에도 도움이 된다.

연어 연어는 지방이 많은 생선으로 비타민 D도 많이 함유되어 있는데, 연어 80g에는 450IU(하루 비타민 D 섭취량의 75%) 정도의 비타민 D가 들어 있다. 또 에이코사펜타에노산이 풍부해 관절의 염증을 줄여주는 효과도 있다.

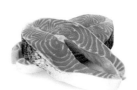

셋, 면역력에 도움 주는 비타민 C를 먹어라

건강을 유지하려면 우선 우리 몸에 세균과 바이러스가 들어왔을 때 이길 수 있는 면역세포들을 튼튼하게 만드는 것이 중요하다. 면역세포가 튼튼하면 그만큼 염증 발생률이 줄어들게 된다. 비타민 C는 면역세포를 활성화시켜 바이러스나 세균을 죽이고, 우리 몸의 염증반응을 억제해 감기나 인플루엔자 증상을 완화해준다. 바이러스가 몸에 들어와 증식되는 것 자체를 막아주는 역할도 한다. 미국의 비타민 권위자인 토머스 레비 박사는 비타민 C를 고용량 복용하면 바이러스를 억제하고, 면역력을 높여주는 인터페론의 생성도 증가한다고 발표했다. 비타민 C가 풍부한 식품은 다음과 같다.

키위 키위는 100g당 비타민 C가 약 90mg 들어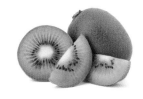
있으므로 비타민 C 보충에 최고의 과일이다. 키
위 한 개만 먹어도 1일 비타민 C 권장량을 충족
할 수 있다. 키위의 비타민 C는 면역체계가 정상
적으로 유지되도록 돕고 피로감을 줄여주며, 암 예방과 피로 해소, 노화 예방,
항산화 작용 등에 효과적이다. 또 혈액을 맑게 해 성인병 발병을 줄여준다.

빨간색, 노란색 파프리카 빨간색, 노란색 파프리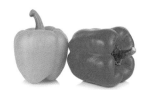
카는 100g당 비타민 C 함량이 375mg으로 피망
의 2배, 딸기의 4배, 시금치의 5배 수준이다. 특히
빨간색과 노란색 파프리카는 색소 때문에 초록색
보다 비타민 C가 2배 이상 많다.

브로콜리 브로콜리는 비타민 C가 풍부할 뿐 아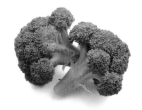
니라 항암 물질을 다량 함유하고 있다. 비타민 C
함량이 레몬의 2배, 감자의 7배로, 100g당 160mg
나 들어 있으며, 데쳐도 비타민 C의 손실이 적어
요리를 해서 섭취하기에 아주 용이하다.

염증 잡는 생활습관

우리 몸속의 염증 수치에는 먹는 것, 사는 것, 생각하는 것 등 모든 생활습관이 영향을 미친다. 되도록 느긋하게 살고, 단순하게 살며, 행복하게 살 것! 그것이 우리 몸속의 염증 수치를 낮추는 최선책이라고 할 수 있다.

생각을 줄이고 좋은 생각을 많이 한다

생각을 많이 하면 뇌세포에 있는 미토콘드리아에서 산소 소모량이 늘어나 활성산소도 증가한다. 그러면 우리 몸은 활성산소를 방어하기 위해 항산화제를 분비시켜야 하는데 이것도 염증의 원인이 된다.

평소 안 좋은 생각을 많이 하면 독성물질도 많이 분비된다. 반대로 좋은 생각을 많이 하면 엔도르핀이 마구 분비된다. 엔도르핀은 우리 몸의 방어체계를 구축해 염증반응을 줄이는 효과가 있다. 따라서 평소 좋은 생각을 많이 하고 행복하게 사는 것이 염증반응을 줄이는 가장 좋은 방법이다.

적절한 운동을 하고 충분한 수면을 취한다

운동량이 많은 사람일수록 염증과 질병의 지표가 되는 백혈구 수가 적고 혈전과 뇌졸중 위험을 증가시키는 단백질의 혈중 농도가 낮게 나타난다. 충분한 수면을 취하는 것도 우리 몸의 방어체계와 밀접한 관련이 있다. 따라서 평소 적절한 운동을 꾸준히 하고 7시간 이상 충분한 수면을 취해줘야 한다.

흡연을 금한다

담배를 피우는 한 건강할 생각은 포기해야 한다. 염증의 위험을 줄이기 위해 금연은 필수다. 또한 자동차 배기가스도 호흡기 염증 및 암과 관련이 깊으므로 주의하도록 한다.

몸 신 건 강 법 4

생체 나이 되돌리는
타임머신!
텔로미어 길이 늘이기

노화와 수명을 결정하는 생체 나이
거꾸로 줄일 수 있다

우리는 두 가지 나이를 가지고 있다. 하나는 태어난 날을 기점으로 계산하는 실제 나이, 즉 주민등록상의 나이이고, 또 하나는 몸속 노화 속도에 따라 나이를 먹는 생체 나이다.

누구나 젊어지고 싶은 욕망이 있다. 그래서 사람들은 겉모습이 실제 나이보다 어려 보이길 희망한다. 하지만 인간의 노화와 수명을 결정하는 것은 실제 나이가 아니라 내 몸속의 생체 나이다. 예를 들어 실제 나이가 마흔다섯 살이라고 해서 몸속 생체 나이 역시 마흔다섯 살이라는 보장은 없다. 이 때문에 건강한 삶을 위해서는 생체 나이 관리가 무엇보다 중요하다.

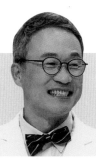

몸신 주치의 오한진 을지대학교 의과대학 교수
성균관대학교 의과대학 가정의학과 부교수, 비에비스 나무병원 갱년기노화방지 센터장 역임. 현재 을지대학교 을지병원 가정의학과 교수로 재직 중이다.

생체 나이, 어떻게 확인하나?

그렇다면 생체 나이를 어떻게 확인할 수 있을까? 혈액검사를 통해 유전자 검사를 하면 생체 나이가 몇 살인지, 얼마나 빠른 속도로 노화하고 있는지 알수 있다. 더 놀라운 것은 생체 나이는 실제 나이와 달리 되돌릴 수 있다는 사실이다. 한 해 한 해 지날 때마다 한 살씩 더 먹는 게 아니라 마치 타임머신을 탄 것처럼 거꾸로 나이를 줄일 수도 있다는 뜻이다.

생체 나이를 되돌리는 중요한 비밀을 연구 개발한 샌프란시스코대학교 엘리자베스 블랙번 교수 등 미국 의학자 3명은 이 연구로 노벨생리의학상을 수상하며 의학계에 엄청난 반향을 일으켰다. 지금부터 인간의 노화와 수명을 결정하는 생체 나이 알아보는 방법과 생체 나이 되돌리는 방법에 대해 국민 주치의 오한진 박사와 전혜진 박사를 통해 알아보자.

유전자 꼬리에 달려 있는 텔로미어에 장수 비결이 숨어 있다

생체 나이는 유전자 꼬리(염색체 말단)에 달려 있는 텔로미어를 통해 확인할수 있다. 우리 몸에는 100조 개 넘는 세포가 생명을 유지시켜주고 있는데, 이

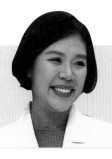

몸신 주치의 전혜진 가정의학과 전문의
이화여자대학교 대학원에서 의학 박사학위를 받은 가정의학과 전문의로
현재 이화여자대학교 부속병원의 임상 조교수로 재직하고 있다.

들 세포 안에는 유전자라는 것이 존재한다. 유전자는 우리 몸의 모든 정보를 담아 눈, 코, 입은 물론 신체기관 하나하나를 구성하는 설계도 역할을 한다. 따라서 유전자에 이상이 생기면 우리 몸은 제 기능을 못하게 돼 수명이 줄어들게 된다. 즉, 생명을 유지하는 중요한 정보를 유전자가 담고 있는 셈이다. 결국 유전자가 잘 보호받고 건강해야 우리 몸이 제 기능을 하면서 장수할 수 있는 것이다.

유전자를 확대해 보면 X자 모양을 한 유전자를 확인할 수 있는데, 이 끝 부분

우리 몸의 유전자를 확대한 모습

텔로미어

염색체

총 길이 12kb 텔로미어
0.01kb = 약 1개월
0.1kb = 약 1년
1kb = 10년

텔로미어 확대

유전자 끝을 노란색 모자처럼 감싸고 있는 것이 텔로미어다. 텔로미어 길이가 바로 생체 나이이며, 이 길이가 노화와 수명을 결정한다.

텔로미어는 운동화 끈 끝에 풀리지 않도록 마감 처리되어 있는 플라스틱과 비슷하다.

을 보면 모자처럼 노란색 망으로 감싸여 있는 부분이 있다. 이것이 바로 텔로미어로 유전자를 보호해주는 역할을 한다. 쉽게 말해 운동화 끈 끝이 풀리지 않도록 플라스틱으로 마감처리를 해놓은 것과 같다. 이 마감처리가 풀리거나 없어지면 운동화 끈으로서의 역할이 끝나는 것처럼, 텔로미어 길이 역시 생체 나이를 측정하는 잣대가 되며, 노화 상태와 수명을 결정하는 열쇠가 된다.

텔로미어는 나이가 들면서, 즉 노화하면서 점점 짧아진다. 신생아의 텔로미어 길이는 약 12kb(킬로베이스라는 단어는 유전자의 길이를 재는 눈에 보이지 않는 아주 작은 단위)이다.
그런데 신체가 나이를 먹게 되면 텔로미어가 점점 짧아진다. 그래서 평균 40대가 되면 8kb 정도 길이가 되고, 50대가 되면 6.7kb 정도 길이가, 60대가 되면 5.8kb 정도로 절반 정도 길이가 되는 것이 정상인데, 만약 텔로미어 길이가 평균보다 길면 몸속 세포가 건강해 생체 나이가 젊은 것이고, 평균보다 짧으면 생체 나이가 늙은 것이다. 그런데 애석하게도 대부분의 사람들은 텔로미어의 길이가 평균보다 짧다. 그래서 신체 나이보다 생체 나이가 많은 경우가 대부분이며, 이로 인해 노화는 빨라지고 수명은 단축되는 현상이 나타난다.

텔로미어 길이 짧으면 수명이 단축된다

텔로미어가 평균보다 빨리 짧아지는 이유는 뭘까? 가장 큰 원인은 흡연, 음주, 식습관과 생활습관의 문제, 스트레스 등이다. 이렇게 텔로미어가 평균보다 짧아지면 질병에 취약해진다. 단백질로 구성된 텔로미어는 유전자 끝에 붙어 유전자 보호 역할을 한다. 따라서 텔로미어가 점점 짧아지다가 없어져 버리면 유전자 끝이 보호받지 못하기 때문에 옆에 있는 유전자와 혹은 같은 유전자끼리 붙어버려 구조가 불안정해지고 결국 세포가 죽어버리는 현상이 일어난다. 또 텔로미어를 통해 보호받지 못한 유전자는 암세포로도 변하기 쉬워 암 발생률이 높아지고 각종 질병에도 쉽게 노출된다.

특히 노화를 촉진해 사망을 앞당긴다. 노화란, 나이가 들면서 나타나는 신체 형태의 변화와 기능적 문제, 그리고 외부 변화에 적응하는 능력이 떨어져 병에 잘 걸리거나 스트레스에 대한 저항성이 떨어져 죽음에 이르는 현상이라고 할 수 있다. 노화는 누구도 피해갈 수 없는 하나의 질병으로, 노화로 인해 암, 뇌졸중, 혈관성 치매, 심혈관 질환, 비만, 골다공증, 당뇨병 같은 각종 질병을 얻게 된다.

미국 하버드대학교와 노스웨스턴대학교 연구진은 암에 걸린 사람의 경우, 텔로미어가 정상인보다 훨씬 짧다는 사실을 발견했다. 13년간 792명을 추적 조사한 결과, 암 환자의 경우 실제 나이보다 생체 나이가 무려 15세 이상 많게 나온 환자도 있었으며, 노화 속도도 빠르다는 것을 알 수 있었다.

또한 일본 히로시마대학원의 치약(齒藥)보건학 연구진은 심근경색, 고혈압, 당뇨병 등 심장이나 혈관 질환 위험이 높은 평균 70대 환자 102명을 조사한 결과 텔로미어 길이가 70대 평균 길이의 절반 정도밖에 되지 않는다는 사실을 확인했다.

텔로미어가 짧으면 신체적 기능도 떨어지는 것으로 밝혀졌다. 미국 듀크대학교, 로스앤젤레스 캘리포니아대학교(UCLA), 영국 킹스칼리지 등 국제 공동 연구진은 1,037명을 대상으로 텔로미어 검사를 실시해 생체 나이를 측정한 뒤 38년간 추적조사한 결과, 실제 나이보다 생체 나이가 많은 사람이 또래에 비해 신체능력이 떨어지는 것을 발견했다. 또한 빨리 늙는 사람은 몸의 평형기능과 운동기능이 좋지 않아 계단을 오르거나 물건을 나르는 데도 어려움을 겪었다.

몸신 가족들의 텔로미어 길이를 공개합니다

실제 나이와 비교해 생체 나이 위험순위 1위인 몸신 가족은 누구일까?

5위 김가연 ▶ 실제 나이보다 생체 나이가 **0.1세 적다**

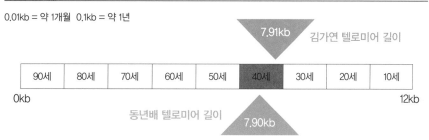

0.01kb = 약 1개월 0.1kb = 약 1년

7.91kb 김가연 텔로미어 길이

| 90세 | 80세 | 70세 | 60세 | 50세 | 40세 | 30세 | 20세 | 10세 |

0kb   12kb

동년배 텔로미어 길이 7.90kb

생체 나이는 43.1세로 실제 주민등록 나이 43.2세보다 약 0.1세 적게 나왔다. 동년배의 평균 텔로미어 길이는 7.90인데, 김가연은 7.91로 동년배보다 0.01kb 긴 상태다. 이는 생체 나이가 주민등록 나이보다 1개월 정도 젊다는 뜻이다. 즉, 텔로미어 길이 0.01은 약 1개월을 뜻하고 0.1은 약 1년을 뜻한다. 이처럼 생체 나이가 실제 나이와 비슷하게 나왔다는 것은 평소 생활습관과 식습관이 좋다는 이야기다. 또한 스트레스도 적게 받는 성격일 가능성이 높다. 평소 고혈압이나 당뇨 같은 만성 질환이 없는 점도 건강한 생체 나이의 비결이라고 할 수 있다.

 4위 엄앵란 ▶ 실제 나이보다 생체 나이가 **1.6세 많다**

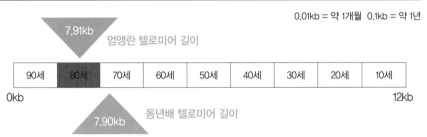

생체 나이는 81.1세로 실제 주민등록 나이 79.5세에 비해 1.6세 정도 많게 나왔다. 동년배의 평균 텔로미어 길이에 비해 0.16kb 짧은 상태로 실제 주민등록 나이보다 약 1년 6개월 노화돼 있다는 결과다. 이는 매년 노화 속도가 약 7일 정도 빠르다는 뜻이다.

평소 만성 질환이 있으면 텔로미어 길이가 짧아질 수 있는데, 엄앵란은 관절염과 통증으로 인한 체내 염증 때문에 텔로미어 길이가 짧아졌을 수도 있다. 또한 식습관이 좋아도 규칙적인 운동을 하지 않으면 텔로미어 길이가 짧을 수 있기 때문에 무릎에 무리가 가지 않는 선에서 가벼운 걷기 등의 운동이 꼭 필요하다.

3위 조민희 ▶ 실제 나이보다 생체 나이가 **2.1세 많다**

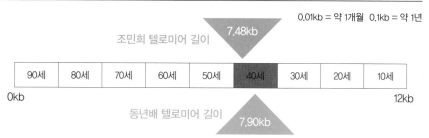

0.01kb = 약 1개월 0.1kb = 약 1년

조민희 텔로미어 길이 7.48kb

| 90세 | 80세 | 70세 | 60세 | 50세 | 40세 | 30세 | 20세 | 10세 |

0kb   12kb

동년배 텔로미어 길이 7.90kb

생체 나이는 47.4세로 실제 주민등록 나이 45.3세에 비해 2.1세 많게 나왔다. 동년배의 평균 텔로미어 길이보다 0.21kb 짧은 상태다. 0.1kb가 약 1년이기 때문에 0.2kb가 짧다는 것은 2년 1개월 정도 생체 나이가 많다는 의미다. 다시 말해 동년배보다 2년 1개월 정도 노화된 셈이다.

이는 조민희의 노화 속도가 매년 13~14일 빠르다는 것을 의미하는데, 이 속도가 별것 아니라고 생각될 수도 있지만, 매년 누적되기 때문에 90세를 기대 수명으로 가정했을 때, 생체 나이가 90일 때 실제 나이는 86세로, 4년 빠르게 사망할 가능성이 있다. 조민희의 경우 만성 질환이 없음에도 텔로미어 길이가 짧은 이유는, 영양소를 풍부하게 섭취하지 않고 가공식품 등을 자주 먹는 식습관과 운동을 전혀 하지 않는 습관이 큰 영향을 미친 것으로 추측된다. 겉으로는 건강해 보이지만 생체 나이가 2살 더 많기 때문에 반드시 관리가 필요하다.

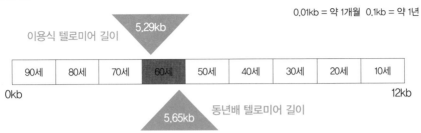

0.01kb = 약 1개월 0.1kb = 약 1년

이용식 텔로미어 길이

5.29kb

| 90세 | 80세 | 70세 | 60세 | 50세 | 40세 | 30세 | 20세 | 10세 |

0kb   12kb

5.65kb 동년배 텔로미어 길이

생체 나이는 65.2세로 실제 주민등록 나이 61.6세보다 3.6세 많게 나왔다. 동년배의 평균 텔로미어 길이에 비해 0.36kb 짧은 상태로, 주민등록 나이보다 약 3년 6개월 노화되었다는 뜻이다.

이는 노화 속도가 매년 약 15일씩 빠른 것으로, 90세를 기대수명으로 가정했을 때, 생체 나이가 90세일 때 실제 나이는 85세로, 5년 빠르게 사망할 가능

생체 나이 체크 자가진단법

아래 항목 가운데 4개 이상에 해당하면 동년배에 비해 텔로미어 길이가 짧아 생체 나이가 많다고 볼 수 있다. 노화 속도가 동년배보다 빠르기 때문에 각종 질병에 더 쉽게 걸릴 수 있으므로 관리가 필요하다.

1. 운동 횟수가 일주일에 1회 이하다.
2. 밖에서 밥 먹는 일이 일주일에 3회 이상이다.
3. 스트레스를 받는 일이 잦다.
4. 고혈압, 당뇨, 관절염 등 만성 질환을 앓고 있다.
5. 뱃살이 손으로 잡힌다.
6. 평소 수면 시간이 6시간 이하다(아침에 일어날 때 피곤하다).

성이 있다. 이용식은 심근경색과 같은 만성 질환도 있고, 비만이 있기 때문에 텔로미어 길이가 짧게 나온 것으로 보인다. 건강 상태가 나쁠수록 텔로미어 길이가 짧은데, 이용식은 텔로미어 길이도 짧고 생체 나이도 3살 더 많게 나왔기 때문에 한시라도 빠른 관리가 시급한 상황! 스트레칭이나 걷기 등 가벼운 운동이 꼭 필요하고 서둘러 식습관도 개선해야 한다. 무엇보다 60대에 접어든 이상 텔로미어 길이가 더 짧아지면 위험하다.

 1위 변우민 ▶ 실제 나이보다 생체 나이가 **6.4세 많다**

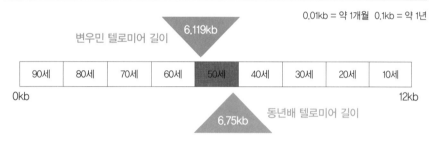

0.01kb = 약 1개월 0.1kb = 약 1년

변우민 텔로미어 길이 **6,119kb**

| 90세 | 80세 | 70세 | 60세 | 50세 | 40세 | 30세 | 20세 | 10세 |

0kb　　　　　　　　　　　　　　　　　　　　　　　　12kb

6.75kb 동년배 텔로미어 길이

생체 나이 57.0세로 실제 주민등록 나이 50.6세보다 6.4세가 많게 나왔다. 동년배의 평균 텔로미어 길이에 비해 0.64kb 짧은 상태로 주민등록 나이보다 약 6년 4개월 노화되었다는 뜻이다. 몸신 가족 중에서 가장 안 좋은 상태로, 25년 동안 흡연을 해온 것이 악영향을 미친 것으로 보인다. 또한 평소 운동을 자주 하지 않는 습관과 저녁 늦게 간식을 먹거나 폭식을 하는 식습관도 문제다. 이러한 습관들이 텔로미어 길이를 짧게 만드는 데 큰 역할을 한 것 같다. 더 큰 문제는 노화 속도다. 변우민의 노화 속도는 1개월 정도 빠른데, 이는 기대수명을 90세로 놓고 봤을 때 생체 나이가 90세일 때 실제 나이는 80세로 동년배보다 10년 빨리 사망할 가능성이 있음을 의미한다. 한시 바삐 생활의 변화가 필요한 상황이다.

텔로미어 길이를 늘여 생체 나이 되돌리기

식습관과 생활습관을 바꾸면, 텔로미어를 늘여 생체 나이를 되돌릴 수 있다. 과연 사실일까? 사실 확인을 위해 변우민은 국내 최초로 '생체 나이 되돌리기 한 달 프로젝트'를 시행했다.

도전! 변우민 '생체 나이 되돌리기 한 달 프로젝트'

변우민은 한 달간 평소의 기름진 식습관을 개선해 채식 위주의 식사를 했으며, 하루 30분 이상 운동을 병행했다. 과연 그는 텔로미어를 늘여 생체 나이를 되돌렸을까?

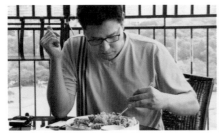 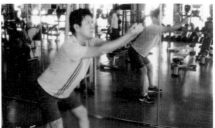

변우민의 한 달 체험 후 변화

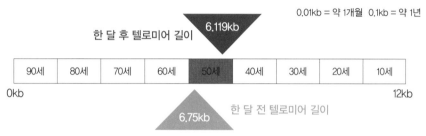

시험 한 달 뒤 결과 ▶ 실제 나이보다 생체 나이가 **1.2세 젊어졌다**

0.01kb = 약 1개월 0.1kb = 약 1년

한 달 후 텔로미어 길이 **6.119kb**

| 90세 | 80세 | 70세 | 60세 | 50세 | 40세 | 30세 | 20세 | 10세 |

0kb   12kb

6.75kb 한 달 전 텔로미어 길이

프로젝트 전 생체 나이는 57.0세로 실제 주민등록 나이 50.6세보다 6.4세 많게 나왔다. 그런데 프로젝트 후 생체 나이 55.8세로 57세보다 1.2세 젊어졌다. 텔로미어 길이를 보면 한 달 전 6.11에서 6.23으로 0.12kb 길어져 한 달 만에 1년 2개월 젊어진 셈이다. 또한 기대수명을 90세로 가정했을 때 10년 빨리 사망할 것으로 예측됐으나 프로젝트 후 8년으로 노화 속도가 줄어들었다. 이 프로젝트를 계속 실천한다면 노화 속도가 5년, 2년으로 점차 줄어들다가 나중에는 실제 나이보다 젊어질 수도 있을 것이다.

그렇다면 변우민의 경우 텔로미어를 늘여 생체 나이를 되돌린 방법은 무엇일까?

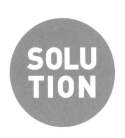

SOLU
TION

텔로미어 늘여
생체 나이를 되돌리는 습관

생체 나이는 우리의 생활상을 그대로 반영하는 거울과 같다. 특히 우리가 먹고 생활하고 생각하는 모든 것이 텔로미어 길이를 늘이기도 줄이기도 한다. 따라서 식습관, 운동습관, 생활습관을 개선하면 텔로미어를 늘여 생체 나이를 되돌릴 수 있다.

식습관 _ 단백질, 오메가 3, 비타민을 먹어라

단백질 식습관 개선을 위한 첫 단계는 탄수화물 섭취를 줄이고, '단백질 식품'을 많이 먹는 것이다. 탄수화물이 많이 함유된 식품을 섭취하면 혈당이 높아지고 체내의 당이 과도하게 많아져 흡수되지 않고

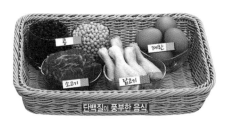

콩, 닭고기, 소고기, 달걀 등

혈액에 떠다니게 된다. 이 과정에서 인슐린이 과다하게 분비되는 당뇨 위험성에 노출되기 때문에 수명이 짧아진다. 단백질이 많은 대표적인 식품으로는 콩, 닭고기, 소고기, 달걀 등이 있는데, 단백질은 근육 세포 재생에 도움을 주기 때문에 단백질을 풍부하게 챙겨 먹으면 노화를 방지하는 데 도움이 된다.

비타민 비타민 중에서도 특히 C, D, E가 중요하다. 비타민은 우리 몸에 부족해도 처음엔 잘 느끼지 못한다. 하지만 시간이 지나면 피부 노화, 면역력 저하, 탈모, 골다공증, 관절염, 동맥경화 심지어 암으로까지 이어질

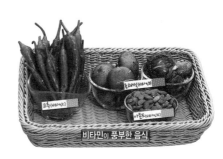

고추, 표고버섯, 아몬드

수 있으므로, 평소 식품을 통해 비타민을 보충하는 것이 중요하다. 종합비타민 복용은 텔로미어 길이를 5.1% 증가시킨다고 알려져 있으며, 특히 비타민 C와 E가 풍부한 음식 섭취와 체내 비타민 D 농도 유지가 텔로미어 길이 유지에 도움이 된다. 채소, 과일의 비타민 C, E와 셀레늄, 항산화 성분이 세포의 염증반응을 줄여 세포의 노화를 막는 역할도 한다. 따라서 장수 밥상의 비결은 신선한 채소를 다양하게 섭취하는 것이다! 여기에 마늘, 양파, 고추, 생강 등 향미식품을 잘 활용하는 것도 하나의 포인트다.

비타민 C는 매운맛이 나는 고추에 많이 들어 있다. 특히 풋고추에는 레몬의 1.5배, 사과의 20배 넘는 양의 비타민 C가 함유돼 있다. 즉 사과 2개를 먹을 때와 고추 1개를 먹을 때 섭취할 수 있는 비타민 C의 양이 같다는 뜻이다.

비타민 D가 풍부한 대표적인 식품은 표고버섯이다. 표고버섯을 말리는 방법에 따라 비타민 D 함유량도 달라지는데 건조기에 말리는 것보다 햇볕에서 말

리는 것이 비타민 D 함유량을 높이는 데 훨씬 좋다. 햇볕 속에 있는 자외선이 버섯 속에 있는 에르고스테롤을 비타민 D로 전환시키기 때문이다.

비타민 E는 아몬드에 풍부하다. 하루 한 줌 23개 정도의 아몬드는 비타민 E

변우민의 텔로미어 길이를 늘여준 핵심 식품 – 황기뿌리물

황기뿌리 황기는 텔로미어 길이를 복구해주는 역할을 한다. 황기에는 플로보노이드 화합물로 알려진 칼리코신과 포르모노네틴, 아이소아스트라갈로사이드 성분이 들어 있는데, 이 성분들이 항노화에 효과가 있어 연골을 보호하고 피부 주름 개선에도 효과가 있다. 또 황기 추출 성분들로 만든 의약품이 텔로미어 길이를 늘이는 효소(텔러머레이스)를 활성화시켜 텔로미어 길이를 늘어나게 하고, 당대사, 피부 탄력, 골다공증 등 노화 관련 현상을 개선하는 데도 효과적이다(출처 : 『Aging Cell』, 2011년 4월 14일).

또한 황기에 들어 있는 포르모노네틴(이소플라본 성분), 칼리코신, 아스트라갈로사이드 1, 2, 3, 8(트리터페노이드 성분)이 항산화 효능과 항염증 작용을 통해 우리 몸의 면역력을 키워주는데, 4년 근에 유효성분이 가장 많이 들어 있다.

그밖에 혈압 강하, 이뇨 작용, 강장 작용 등도 하므로 황기를 차로 달여서 마시면 짧아진 텔로미어를 복구해 길이를 늘이는 데 도움이 된다. 특히 황기뿌리 달인 물을 자주 마시면 텔로미어를 늘이고 생체 나이를 되돌리는 데 좋다.

황기뿌리물 끓이는 방법

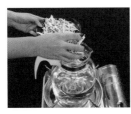 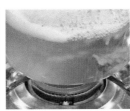 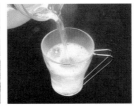

물 1L에 황기뿌리를 한 주먹 정도 넣은 후 중불에서 20분 정도 끓여준다.
물 대용으로 아침, 점심, 저녁 틈틈이 마시면 도움이 된다.

1일 권장량의 35%를 제공한다. 아몬드의 풍부한 비타민 E는 항산화 효과로 체내 유해 활성산소를 잡아주므로 노화 방지와 피부 미용에도 탁월한 효능이 있다.

오메가 3 오메가 3는 생체 염증 관리는 물론 치매 예방에도 필수적인 성분으로, 짧아진 텔로미어 길이를 늘이는 데 중요한 영양소다. 오메가 3는 생선

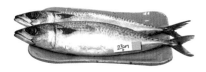

생선

에 많이 들어 있으므로, 식사할 때 생선을 한 토막씩 먹으면 좋다. 미국 의학 협회지에 발표된 논문에 따르면 생선 기름에 많이 함유된 오메가 3가 심장혈관을 건강하게 유지하고, 치매를 예방할 뿐 아니라 텔로미어 길이를 늘이는데 도움이 된다고 한다. 또한 미국 샌프란시스코종합병원 라민 파르자네 파교수는 오메가 3 지방산이 텔로미어 길이가 짧아지는 시간을 지연시킨다고

텔로미어에 악영향을 미쳐 노화를 촉진하는 식품

탄산음료 설탕이 함유된 탄산음료는 텔로미어 길이를 짧게 만든다. 미국 공중보건저널에 게재된 논문에 따르면 5,309명의 성인을 대상으로 한 연구에서 하루 350ml 이상 탄산음료를 마시면 텔로미어가 짧아져 4.6년의 노화를 앞당기는 것으로 나타났다. 500ml 콜라 1병에 각설탕 약 17개에 해당하는 설탕이 함유돼 있다. 또 캔커피 1개에는 각설탕 약 9개가 들어 있으며, 이온음료에는 각설탕 약 8개, 딸기 맛 우유에는 각설탕 약 8개가 들어 있다. 세계보건기구에서 권하는 하루 설탕 섭취량은 평균 50g 정도로 각설탕 15개에 해당된다. 따라서 콜라 500ml를 마셔도 하루 권장량을 초과한다.

가공 육류 2008년 840명을 대상으로 한 연구에서 몇몇 음식군이 텔로미어 길이에 어떻게 작용하는가를 분석한 결과, 핫도그나 햄 등 가공된 육류를 일주일에 1~2차례 섭취한 사람들은 가공 육류를 전혀 먹지 않는 사람들에 비해 텔로미어 길이가 짧은 것으로 조사됐다.

밝혔으며, 오메가 3의 혈중 농도가 일정 수준 이하로 줄어들면 텔로미어 길이가 32%나 단축된다고 했다.

운동습관 _ 하루 30분 이상 걸어라

모든 운동이 효과가 있지만 그중에서도 하루 30분 이상 걷는 방법을 추천한다. 존스홉킨스대학교의 엘리자베스 교수 연구 팀이, 전립샘암 초기 환자들을 대상으로 매일 30분씩 걷기 운동과 가벼운 스트레칭을 시키고 5년 후 검사한 결과, 운동을 꾸준히 한 환자들이 그렇지 않은 환자들보다 텔로미어 길이가 훨씬 길다는 사실을 확인했다. 2013년 발표된 한 연구 결과에 따르면, 마라토너의 텔로미어 길이가 건강한 남성들과 비교해 약 10% 이상 긴 것으

텔로미어에 악영향을 미쳐 노화를 촉진하는 식품

술 2010년 미국 암연구협회의 연례회의에 보고된 연구에 따르면, 알코올이 텔로미어 길이의 단축을 촉진하는 것으로 밝혀졌다. 연구 팀은 과다 음주자들을 상대로 혈청 DNA를 조사했는데, 이들 중 22%에 해당하는 하루 4~5잔의 알코올을 마신 사람들의 텔로미어 길이가 매우 짧은 것으로 조사됐다.

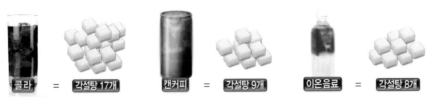

설탕이 함유된 탄산음료는 텔로미어 길이를 짧게 한다. 500ml 콜라 1병에 각설탕 약 17개, 캔커피 각설탕 약 9개, 이온음료 각설탕 약 8개, 딸기 맛 우유 각설탕 약 8개

로 나타났다. 따라서 하루에 30분 이상 걷는 운동습관이 텔로미어를 늘이는 데 가장 효과적이다.

또 하루 15분간 운동하면 사망률을 낮추고, 25분 이상 하면 7년 더 산다는 연구 결과도 있다. 프랑스 생테티엔대학병원의 연구 결과에 따르면 하루 15분 정도만 운동해도 사망률을 크게 낮출 수 있다고 한다. 연구 팀이 60세 이상 노인 남녀 12만여 명을 대상으로 조사한 결과, 하루에 꾸준히 15분씩 운동한 사람이 운동을 하지 않은 사람보다 사망률이 28%가량 감소했다. 더불어 하루 25분 운동하면 최대 7년 더 살 수 있다는 연구 결과도 있다. 독일 자를란트대학 연구 팀은 하루 25분씩 규칙적으로 운동하면 텔로미어 길이를 늘이는 효소의 활동을 촉진함으로써 노화하는 세포를 빠르게 복원시켜 장수할 수 있다고 밝히기도 했다.

생활습관 _ 7시간 이상 숙면하라

하루 7~8시간 이상 충분한 수면을 취하는 것도 텔로미어의 길이를 늘이는 데 도움이 되므로 최소 7시간 이상 수면을 권장한다.

충분한 수면은 낮 동안 각성되었던 뇌를 쉬게 하고 각종 유해물질인 바이러스를 회수해 면역력, 피로, 정서적 불안을 해소하는 데 매우 중요한 역할을 한다. 그러므로 하루 7시간의 숙면을 취하지 못한다면 면역력이 크게 떨어져 생체 나이가 늘어날 뿐만 아니라 관상동맥성 심장 질환에 의한 사망 위험을 높인다. 7시간 이상의 충분한 수면을 취하지 못했다면 매일 30분 내외의 낮잠을 통해 모자란 수면을 보충해주는 것이 좋다.

몸 신 건 강 법 5

만병의 근원,
몸속의 독소를
제거하라

'모든 병은
하나의 독에서 비롯된다'

우리 몸에 독소가 쌓이고 있다?! 한의학에서는 만병일독설(萬病一毒說)이라 하여 '모든 병은 하나의 독에서 비롯한다'고 강조한다. 즉 독소를 제거하지 않고 방치하면 기혈순환이 원활히 이루어지지 않으면서 몸 이곳저곳에 이상 증상이 생기기 시작하고, 결국 각종 합병증의 원인이 되므로 모든 치료에서는 해독을 중요하게 생각한다.

따라서 건강에 특별한 이상이 없더라도 두통이 잦거나, 아침에 일어날 때 몸이 무겁거나, 비만이거나, 휴식을 취해도 피로가 회복되지 않는다면 몸 안에 '독소'가 쌓이고 있는 것이 아닌지 의심해봐야 한다.

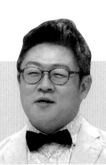

몸신 주치의 한진우 한의사
경희대학교 대학원에서 한의학 박사학위를 받은 한의학 전문의. 대한한의사협회 홍보이사를 역임했으며 현재는 인산한의원 원장으로 재직 중이다.

그렇다면 독소란 무엇일까? 독소란 특별한 물체, 대상을 지칭하는 것이 아니라 우리 몸에 알게 모르게 쌓이고 있는 노폐물을 통틀어 일컫는 표현이다. 미세먼지와 황사로 인한 대기오염부터 각종 화학물질 제조에 사용되는 중금속, 환경 호르몬은 물론 컴퓨터, 휴대전화 등 전자기기로 인한 전자파도 포괄적인 의미에서 독소에 해당한다. 즉, 우리는 독소를 유발하는 유해물질에 둘러싸여 있다고 해도 과언이 아니다.

특히 현대인들은 바쁜 직장 업무로 인한 스트레스와 과로, 운동 부족, 수면 부족, 만성탈수 등 독소가 쌓이는 원인이 과거보다 많아지면서 몸 안에 노폐물과 독소가 날로 쌓이고 있는 형국이다.

또 규칙적이지 않은 식사시간과 인스턴트, 가공식품 위주의 식습관으로 소화와 흡수에 필요 이상의 에너지를 사용하는 것도 문제가 된다. 소화에 과도한 에너지를 쓰면 정작 독소 배출을 돕는 장기들이 활동하는 데 필요한 에너지가 부족하기 때문에 원활한 해독이 이뤄지지 않기 때문이다. 이는 결국 모든 독소가 순환계와 다른 조직에 쌓이게 하는 원인으로 작용하게 된다.

장기별 독소가 일으키는 질병

우리 몸은 폐, 간, 신장 등의 기관과 대소변, 호흡기, 땀 등을 통해 꾸준히 독소를 배출하고 있다. 그런데 공기나 일상 생활용품, 바르지 못한 먹거리를 통해 몸 안으로 들어오는 독소의 양이 우리 몸 스스로 감당할 수준을 넘어서게 되면 신체 고유의 방어시스템이 작동하지 못하게 되고, 독소를 배출하는 각 장기에 질병을 유발하며, 심한 경우 각종 암의 원인으로 작용하게 된다. 독소가 쌓이기 쉬운 대표적인 장기와 그로 인한 질병에 대해 알아보자.

간에 쌓인 독소 간은 우리 몸의 해독을 담당하는 대표 장기다. 따라서 간은 외부에서 들어온 각종 독소와 체내에서 생기는 독소를 해독한다. 그런데 간에 독소가 지나치게 쌓이면 점차 기능이 떨어져 각종 질환의 원인이 된다. 간에 쌓인 독소와 관련이 있는 대표적인 질환은 바로 지방간. 우리가 섭취한 음식물에 비해 활동량이 부족해지면 간에 독소가 만들어지고 결국 지방간을 만들게 된다. 이외에도 A · B · C형 간염, 황달, 소화불량, 만성피로, 중풍은 물론 심한 경우 간암 등 심각한 질환을 일으키게 된다.

체내 독소 자가진단법

한의학에서는 몸 안에 쌓인 독소의 정도를 증상을 통해 알아볼 수 있다. 만성피로가 대표적인 증상으로 아무리 충분한 시간 숙면을 취해도 피로가 풀리지 않거나 몸이 가볍지 않다는 기분을 느끼면 몸에 독소와 노폐물이 많은 것으로 해석할 수 있다.

1. 아침에 눈뜰 때 눈꺼풀이 무겁고, 눈곱이 많이 낀다.
2. 오랜 시간(7시간 이상) 잠을 자도 피곤이 안 풀린다.
3. 하루에 몇 번씩 지속적으로 두통이 있다.
4. 스트레스 받으면 맵고 짠 음식이 당긴다.
5. 소화불량에 시달리고, 변비 혹은 설사가 잦은 편이다.
6. 몸이 잘 붓는다.
7. 불안하고 초조하다.
8. 침대에 누워 30분 안에 잠들지 못하는 등 불면증이 있다.
9. 아토피, 알레르기 등 피부질환이 있다.
10. 음주 후 숙취가 쉽게 풀리지 않는다.

대장에 쌓인 독소 대장은 배출을 담당하는 장기로, 소화된 음식물을 밖으로 내보내는 우리 몸의 하수구와 같은 역할을 한다. 하수구가 막히면 세균이 번식하고 악취가 나듯 대장에 독소가 쌓이면 만성변비, 숙변, 과민성대장증후군, 만성피로 등의 질환을 유발하게 된다.

혈액에 쌓인 독소 혈액이 원활하게 흐르지 못하고 어느 자리에 정체돼 노폐물로 쌓이는 현상을 한의학에서는 어혈이라고 한다. 어혈은 만병의 근원으로, 혈액에 독소가 쌓이면 뇌경색, 신경쇠약, 노인성 치매, 신부전증, 부정맥, 협심증, 당뇨병 등을 유발할 수 있다.

피부에 쌓인 독소 피부도 숨을 쉬는 하나의 장기이기 때문에 피부에도 독소가 쌓일 수 있다. 피부는 자외선과 미세먼지, 세균, 바이러스 등 외부 자극으로부터 몸을 보호한다. 또 이를 흡수, 해독하는 역할도 하는데, 피부에 독소가 쌓여 땀과 같은 노폐물을 배출하지 못하면 모공이 막히면서 여드름, 기미, 아토피, 피부노화 등 이상 증상이 나타나게 된다.

전립선에 쌓인 독소 대부분 중년 남성들의 비뇨 생식기계의 장애는 전립선에서 비롯된다고 볼 수 있다. 그만큼 전립선은 중요한 기관인데, 전립선에 독소가 쌓이면 기능에 이상이 생기면서 전립선 비대증, 방광염, 요도염, 발기부전, 성기능 감퇴와 같은 증상에 시달릴 수 있다.

이렇게 각 장기에 독소가 쌓여 있으면 아무리 건강에 유익한 식품이나 약을 챙겨 먹어도 그 효과를 제대로 볼 수 없다. 또 심각한 질병에 걸리게 되었을 때 치료는 더뎌지고 오히려 합병증을 유발할 수 있다. 따라서 식습관과 생활 습관 변화를 통해 몸속에 쌓여 있는 독소를 배출하는 것이 건강관리를 위해 가장 우선시되어야 한다. 그런 다음 인체 본래의 해독 기능을 향상시키면 독소로부터 우리 몸을 지켜낼 수 있다.

영화배우에서 자연치유사로 돌아온 문숙

시원한 이목구비, 개성 있는 연기력을 가진 배우 문숙은 연예계에 혜성처럼 등장해 1975년 영화 〈삼포 가는 길〉로 대종상 신인여우상을 받으며 한국 영화계의 디바로 떠올랐다.

은막의 화려한 여배우로 스포트라이트를 받으며 살 것 같았던 그녀가 1977년 배우 생활 약 3년 만에 홀연 미국으로 떠나 약 40년 만에 영화배우 문숙이 아닌 자연치유사 문숙의 모습으로 우리 곁에 나타난 것은 적잖이 신선한 충격이었다. 자연치유사로 제2의 삶을 살게 된 이유가 바로 건강 때문이었다고 한다. 온몸이 뒤틀릴 정도로 만성통증에 시달리고, 우울증과 공항장애로 24

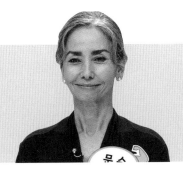

건강 전도사 문숙 자연치유사
뉴욕 자연식전공조리학교 졸업 후 맨해튼
자연치유식요리연구원에서 조리사 자격증을 취득하고
코네티컷 주 동양영양학 본원에서 치유식 과정을 수료했다.

시간 침대에 누워 생활한 그녀. 결국 원인을 알 수 없는 병으로 앞이 안 보일 정도로 시력을 잃었던 그녀를 다시 살린 것이 바로 자연치유식이었던 것!

그녀는 자신을 살린 자연치유식의 놀라운 경험을 남들과 나누고 싶다는 생각에, 미국에서 전문적으로 공부한 후 자연치유사가 되어 사람들에게 건강법을 알리는 건강전도사로 거듭났다.

여자라면 누구나 젊고 아름다운 모습을 간직하고 싶을 터! 그러나 문숙은 그 흔한 염색 한 번 하지 않았다. 염색약을 발라 흰 머리카락을 감출만도 하지만, 자연스러운 나이 듦에 순응하며 인간의 모습 그대로를 사랑하는 진정한 자연치유사의 모습이었다. 그녀는 말한다.

"노화와 전쟁을 벌인다면 절대 이길 수 없다. 질 것이 뻔한 전쟁에 뛰어드는 것과 같다. 있는 그대로 자신의 몸을, 몸의 변화를 자연스럽게 받아들이면 된다."

사람의 척도는 젊고 늙음이 아니라 건강한 몸과 마음이라고 생각하는 문숙. 그래서 나이 들어가는 그 모습 그대로를 간직하면서 살아가는 그녀의 모습이 더 아름다운지도 모르겠다.

이런 그녀가 가르쳐줄 몸속 독소를 제거하는 해독 밥상이 더욱 궁금해진다. 히포크라테스는 말했다. "음식으로 못 고치는 병은 약으로도 고칠 수 없다" 고! 문숙의 해독 밥상은 재료의 영양을 그대로 살린 단순한 조리법으로 우리 몸의 해독과 치유 능력을 높여주는 건강식이자 치유식이다.

몸속 독소를 제거하는 문숙의 해독 밥상이란?

문숙이 제시한 밥상은 크게 두 가지이다. 첫 번째는 각 장기의 독소를 제거하는 오색밥상, 두 번째는 혈관의 독소를 제거해 주는 안티 콜레스테롤 밥상이다. 이 두 가지 밥상은 매크로바이오틱의 정신을 담아 음양오행을 중시하는 자연건강식이다. '우리가 먹는 음식이 곧 우리 몸이 된다.' 즉, 오늘 먹은 음식은 내 몸을 이루고 미래의 내 건강을 좌우한다. 밥 한 공기를 먹었을 때 밥 속에 든 모든 영양분이 내 몸이 되기 때문에 건강은 먹는 음식과 직접적인 관계가 있다.

매크로바이오틱의 음양오행을 중시한 자연건강식이란, 차고 더운 '기'를 상징하는 '음양'을 포함해 나무, 불, 땅, 금(쇠, 바위), 물로 이루어진 오행을 합

음양오행과 다섯 가지 색깔 음식

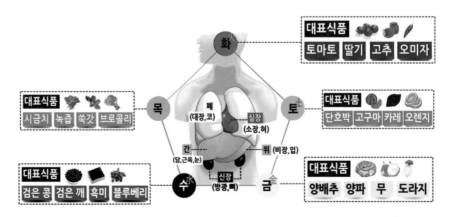

한 것으로 자연의 조화가 몸 안에서도 이루어져야 한다는 동양철학 이론을 바탕으로 한, 기운에 따른 균형 있는 음식을 의미한다.

오행의 다섯 가지 기운은 음식 색깔로 빨강, 파랑, 노랑, 검정, 하양을 뜻하고 다섯 가지 색깔의 음식은 각각 장기의 기능을 보강한다. 노란색 음식은 토의 기운으로 위와 비장을, 흰색 음식은 금의 기운으로 폐와 대장을, 빨간색 음식은 화의 기운으로 심장과 소장을, 파란색 음식은 나무의 기운으로 간을, 검은색 음식은 물의 기운으로 신장을 튼튼하게 하기 때문에 한끼를 먹을 때 땅에서 나는 다섯 가지 색깔의 음식을 먹어야 오장육부가 건강해진다. 즉, 오장의 기운을 균형 있게 보호하기 위해서는 다섯 가지 기운이 들어 있는 식품을 골고루 섭취해야 몸의 기운이 상하지 않으면서 몸속 독소를 제거할 수 있다는 뜻이다.

할리우드 스타들도 반한 매크로바이오틱 요리

세계적인 가수 마돈나는 자신의 건강과 젊음을 유지하는 비결로 매크로바이오틱 요리를 꼽아 화제가 되었다. 그 영향으로 최근 할리우드 스타들 사이에서 매크로바이오틱 식단이 크게 유행하고 있는데, 빌 클린턴 미국 전 대통령, 톰 크루즈, 기네스 펠트로, 존 레논 등 유명인들이 즐겨 먹는 건강식으로 알려지면서 전 세계에 확산되고 있다.

실제 연구에 따르면, 미국에서는 매크로바이오틱 식단, 즉 하루 다섯 가지 색깔의 채소, 과일, 곡류를 섭취하는 운동 'Five a day' 캠페인을 통해 식생활을 개선한 결과 암, 심장병, 당뇨 등의 발병률을 30% 이상 낮출 수 있다고 보고된 바 있다.

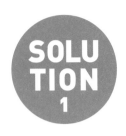

장기의 독소를 제거하는
오색 밥상

대장의 독소를 제거하는 '다시마현미밥'

현미는 백미에 비해 단백질 함량이 12% 높고
칼슘도 70% 이상 많으며 철분은 5배, 비타민
E는 3~8배 정도 많다. 특히, 현미의 쌀겨 층에
있는 섬유는 위장관을 자극해 위와 장이 잘
움직이게 하고 변을 편안하게 배출시킨다. 다

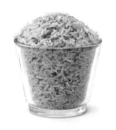

시마 역시 알긴산이 풍부해 위장 운동을 촉진해 소화와 변비 개선에 효과적
인 식품이다. 또한 음양오행으로 볼 때 현미는 흰색 식품으로 금의 기운을 띠
는데 금의 기운인 '안토크산틴'은 항암효과와 면역력을 높이는 데 도움이 된
다. 안토크산틴 성분 중 이소플라본은 여성의 갱년기 증상을 완화시키고 피
부를 맑고 깨끗하게 유지시켜 준다.

다시마현미밥 만들기

재료 : 불린 현미, 찹쌀, 다시마, 돌소금

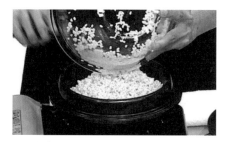

① 7시간 이상 불린 현미를 밥솥에 안친다.

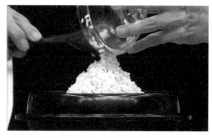

② 현미의 20% 정도 되는 찹쌀을 안친다.

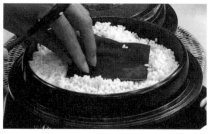

③ 현미와 찹쌀 위에 다시마 한 조각을 올린다.

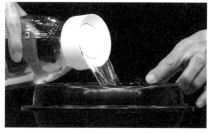

④ 돌소금 2작은술과 물을 충분히 넣는 뒤, 약한 불에서 45분~1시간가량 충분히 익혀준다.

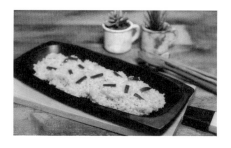

⑤ 대장의 독소를 없애는 다시마현미밥 완성.

간의 독소를 제거하는 '새싹샐러드'

새싹에 들어 있는 엽록소는 상처를 치료하고
세포를 재생시키며 콜레스테롤 수치와 혈압
을 낮추는 효과가 있다. 또한 산성화된 몸을
알칼리성으로 만들어 주는 기능을 하며 질병
과 노화에 대한 저항력을 향상시킨다.

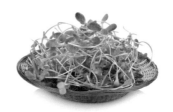

새싹 채소 가운데 무순은 식이섬유, 칼슘, 철
등을 함유하고 있어 간의 해독을 돕는다. 특
히 간암 억제 효능과 디아스타제라는 소화
효소가 포함돼 있어 소화능력이 약한 사람이
먹으면 좋다.

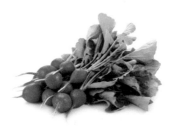

방울 모양의 붉은색 적무는 맵고 알싸한 맛이 나는데, 소화 효소가 포함돼 있
어 소화를 도울 뿐 아니라 해독과 소염 작용을 해 몸속 염증을 줄이는 역할을
한다. 밀싹은 식이섬유소가 풍부해 변비 예방에 좋고, 해독을 도와 간 기능을
증진하는 데 도움이 된다. 치커리는 이눌린이라는 성분이 함유돼 있어 콜레
스테롤을 배출하고 나쁜 콜레스테롤이 인체에 흡수되는 것을 억제해주는 효
능이 있어 꾸준히 섭취하면 혈관성 질환 예방에 도움이 된다.

음양오행으로 볼 때 파란색 음식인 새싹은 목의 기운으로 간에 좋다. 간장의
활동을 도와 간염과 황달 개선에도 효과가 있고, 해독과 소염 작용을 하므로
목에 염증이 생겼을 때 먹으면 염증이 가라앉는 효과를 볼 수 있다.

새싹샐러드 만들기

재료 : 어린 새싹(무순, 적무, 밀싹, 치커리), 양상추, 레몬즙, 사과식초, 올리브유, 소금, 후추

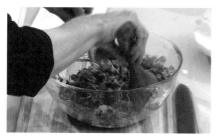

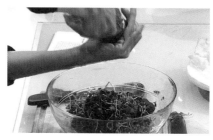

① 어린 새싹에 올리브유를 두른 다음 잘 버
무려준다.

② 소금과 후추를 넣어 간한다.

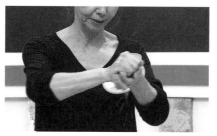

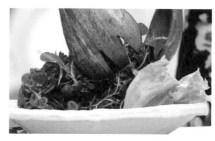

③ 레몬즙과 사과식초는 자신의 체질에 맞춰
넣는다.
* 따뜻한 기운을 가진 사람은 레몬즙, 찬 기
운을 가진 사람은 사과식초가 더 좋다.

④ 접시에 양상추를 깔고 어린 새싹을 담는다.

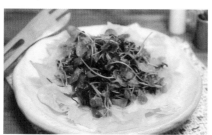

⑤ 간의 독소를 제거하는 새싹샐러드 완성.

대장과 간의 독소를 제거하는 '콜라비절임'

콜라비는 양배추와 순무를 결합한 음식재료
로 현미밥을 먹을 때는 반드시 무를 먹는 것
이 좋다. 콜라비 또는 무에는 소화 효소인 섬
유질과 수분이 풍부해 현미의 원활한 소화를
돕기 때문이다. 콜라비에 들어 있는 클루코사

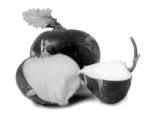

이드 성분은 무에 비해 약 20배 이상 높아 암 예방에도 효과적이다. 특히 간
암, 유방암, 방광암에 좋은 식품이다.

콜라비는 미네랄과 베타카로틴, 비타민 C도 풍부하며 채소 중에선 드물게 아
미노산이 다양하게 함유되어 있다. 아미노산은 대표적인 효능인 피로회복 외
에도 간 보호, 조혈 작용에도 좋다. 또 근육세포를 활성화해 근력을 강화시키
기도 한다. 음양오행으로 볼 때 콜라비는 흰색 식품으로 대장에 좋은 금의 기
운이다. 소화를 촉진하고 변비 예방에 효과적이며 칼로리는 100g에 27kcal인
저칼로리 식품이라 다이어트에도 효과적이다.

콜라비절임 만들기

재료 : 콜라비, 사과식초, 올리브유, 간장, 후추

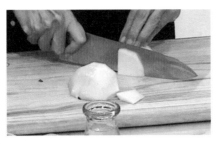

① 콜라비를 나박김치 크기로 썬다.
* 콜라비를 썰 때 보관용이면 두껍게, 바로 먹을 때는 얇게 썰어준다.

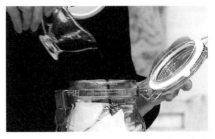

② 뚜껑 있는 유리병에 콜라비를 넣고 간장 3큰술을 넣는다.
* 간장은 어떤 것을 사용해도 상관없다.

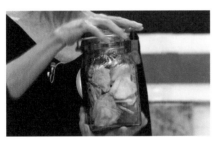

③ 뚜껑을 닫고 콜라비에 간장이 잘 스며들도록 흔들어준다.

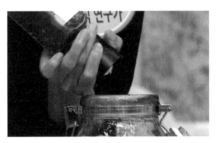

④ 콜라비가 간장에 절여지면 올리브유와 후추를 넣는다.

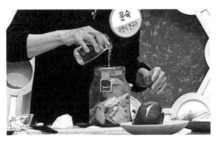

⑤ 취향에 따라 사과식초를 넣으면 새콤한 맛을 즐길 수 있다.

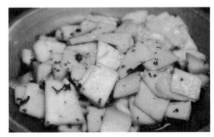

⑥ 대장과 간의 독소를 제거하는 콜라비절임 완성.

신장의 독소를 제거하는 '채소조림'

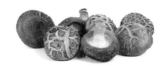

채소조림에 들어가는 주재로는 표고버섯과
단호박이다. 표고버섯은 '산속의 소고기'라고
불리며, 베타글루칸이 풍부하게 함유되어 있
어 면역체계 강화는 물론 신장의 독소를 제
거하는 데도 도움이 된다. 특히 레티난 성분
이 풍부하게 함유돼 항암 효과 및 암세포 억
제 기능이 뛰어나고, 칼슘 흡수를 돕는 비타
민 D가 풍부해 관절염, 골다공증에도 좋다.

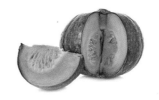

단호박은 베타카로틴이 풍부해 면역 기능을 정상화하는 데 효과가 있으며,
펙틴 성분이 이뇨 작용을 돕고 부기를 빼는 데 도움을 준다.

음양오행으로 볼 때 표고버섯은 검은색 식품으로 신장에 좋다. 소변이 잘 나
오지 않는 경우나 몸이 잘 붓는 경우 효과적이며, 성인병 예방과 인체의 산
화를 늦춰 노화 방지에도 탁월한 효과를 보인다. 뿐만 아니라 알칼리성 식품
으로 산성화된 체질을 개선하며, 노폐물을 제거하는 효과 외에도 적혈구의
탄력성과 관련이 있는 혈액순환을 돕는다. 노란색 식품인 단호박은 위장과
비장에도 좋아서 위궤양을 비롯해 각종 위병 증상이 있는 사람에게 효과적
이다.

채소조림 만들기

재료 : 표고버섯, 단호박, 셀러리, 당근, 양파, 방울토마토, 파슬리, 코코넛유, 올리브유, 카레가루, 소금, 후추

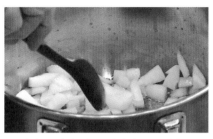

① 약한 불에서 달군 냄비에 코코넛유를 붓고 채썬 양파를 투명하게 익을 때까지 볶는다.

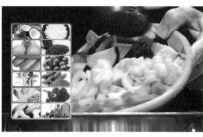

② 양파가 투명해지면 단호박, 당근, 셀러리를 넣고 함께 볶다가 표고버섯을 넣고 더 볶아준다.

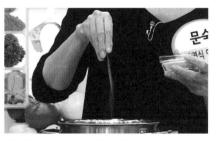

③ 물을 자작하게 붓고 돌소금 2~3작은술, 후추 1작은술을 넣는다.

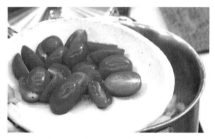

④ 채소가 모두 익으면 방울토마토와 카레가루 2작은술을 넣고 20분 가량 끓인다.

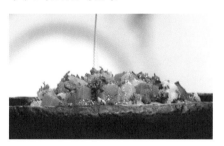

⑤ 마지막으로 파슬리와 올리브유를 뿌린다.

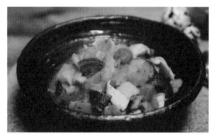

⑥ 신장의 독소를 제거하는 채소조림 완성.

위장과 비장의 독소를 제거하는 '병아리콩무침'

병아리콩은 세계 10대 건강식품으로 비타민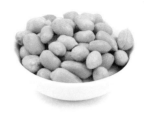
B_1, 비타민 C, 칼슘, 철분 등 영양소가 풍부하
다. 또 식이섬유가 풍부해 소화기관인 위장과
비장에 작용해 속을 편안하게 하고 펙틴이
풍부해 숙변과 유해물질들을 몸 밖으로 배출
시키는 해독작용을 담당한다. 음양오행으로 볼 때 노란색 식품인 병아리 콩
의 토의 기운과 빨간색 식품인 토마토의 화의 기운이 섞인 음식이다. 노란색
은 소화기능을 편하게 함은 물론 세포가 늙고 질병이 확대되는 것을 막아주
는 역할을 한다. 빨간색인 토마토에는 항암효과가 있는 '안토시아닌'이 혈액
순환을 도와 혈관을 튼튼하게 하고, 남성의 성기능을 향상시키는 '리코펜'이
피를 맑게 하며 고혈압, 동맥경화를 예방하고 심장을 튼튼하게 하는 효과까
지 있다.

병아리콩무침 만들기

재료 : 병아리콩, 토마토, 올리브유, 파슬리, 강황가루, 소금

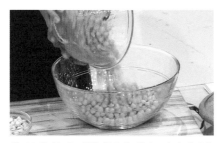

① 물에 불린 강황가루와 삶은 병아리콩을 그릇에 담는다.

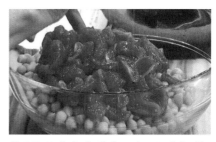

② 끓는물에 슬쩍 데친 토마토를 잘라 넣는다.
* 토마토를 데치면 혈관을 튼튼히 해주는 리코펜의 흡수율을 더욱 높일 수 있다.

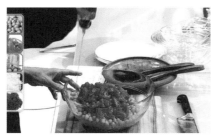

③ 올리브유를 충분히 뿌려준다.

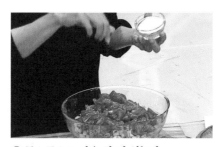

④ 돌소금으로 간을 한 뒤 섞는다.

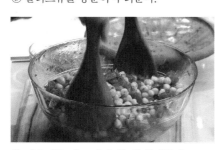

⑤ 파슬리를 넣고 다시 한 번 섞어준다.

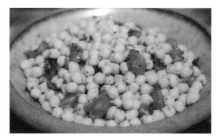

⑥ 위장과 비장의 독소를 제거하는 병아리콩무침 완성.

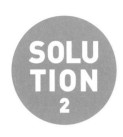

SOLU TION 2

혈관의 독소를 제거하는 안티 콜레스테롤 밥상

기운을 북돋워주고 혈액순환을 돕는 '생강차'

생강은 신진대사 기능을 회복시키고, 해독 효
능이 뛰어난 식품으로 매운맛을 내는 진저롤,
쇼가올 성분이 담즙산 형성을 도와 대변으로
콜레스테롤 배출을 증가시켜 혈중 콜레스테
롤 수치를 낮춰준다. 따라서 고지혈증 예방과

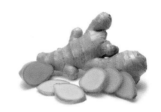

치료에도 효과적이다. 우리 몸의 '부신수질'이라는 호르몬을 자극해, 혈관을
확장하고 백혈구 수를 늘려 혈액순환을 돕기도 한다. 생강 속에 들어 있는 진
저롤은 항염증 성분을 활성화해 혈관 벽의 사이토킨이라는 염증 물질의 수치
를 낮추고 LDL 콜레스테롤의 산화를 줄여 동맥경화 등 혈관 질환으로 발전하
지 않게 도와주는 작용을 한다. 생강은 음양오행에서 흰색인 금의 기운을 가
진 식품으로, 2009년 미국 러거스대학교 연구 팀은 생강의 쇼가올 성분이 대
장암과 폐암 세포를 억제한다고 발표했다.

생강차 만들기

재료 : 생강, 강황가루, 레몬, 뜨거운 물

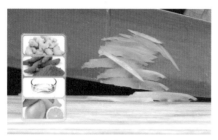

① 생강을 가늘게 채썬다.

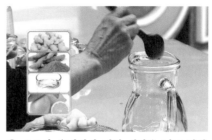

② 소독한 유리병에 채썬 생강을 넣고 강황 가루를 조금 넣는다.

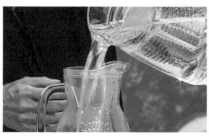

③ 채썬 생강과 강황가루가 담긴 병에 뜨거운 물을 붓는다.

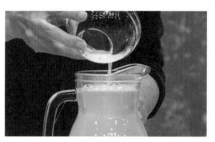

④ 뜨거운 물로 생강의 기운이 우러나면 레몬즙을 넣는다.

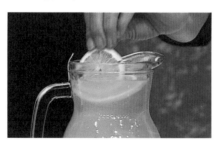

⑤ 얇게 자른 레몬을 1~2조각 넣는다.

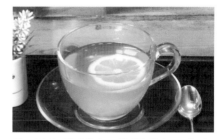

⑥ 기운을 북돋워주고 혈액순환을 도와주는 생강차 완성.

콜레스테롤을 낮추는 '양파단호박크림수프'

돼지를 아무리 굶겨도 절대 먹지 않는 음식
이 양파라는 말이 있을 만큼 양파는 기름이
몸 안에 쌓이지 않고 쉽게 배출되도록 돕는
다. 양파에 함유된 알리신 성분은 혈액 속의
불필요한 중성지방과 콜레스테롤의 산화를
막고 지방의 배출을 도우며, 케르세틴에 의한
항산화 작용이 탁월해 혈관 벽의 염증을 예
방해준다.

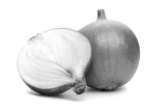

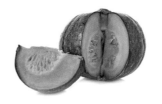

단호박 속의 나이신은 동맥경화 발생률을 낮
추고 혈관을 건강하게 만들어 혈관이 약한 노년층에게 도움이 되며, 몸에 나
쁜 콜레스테롤을 낮추고 중성지방의 농도 또한 저하시킨다. 양파단호박크림
수프는 음양오행에서 볼 때 양파의 흰색이 상징하는 금의 기운과 단호박의
노란색이 상징하는 토의 기운이 합쳐져 폐와 대장, 위장까지 건강하게 하는
음식이다.

양파단호박크림수프 만들기

재료 : 양파, 단호박, 고구마. 올리브유, 코코넛유, 소금, 후추, 파슬리

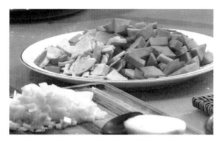

① 양파, 단호박, 고구마를 잘게 썬다.

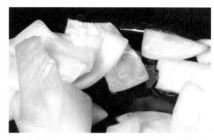

② 냄비에 코코넛유를 두르고 양파를 볶는다.

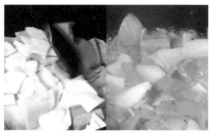

③ 양파가 투명해지면 단호박과 고구마를 넣고 더 볶다가 소금을 조금 넣어 간한다. 물을 자작하게 붓고 30분간 푹 끓인다.

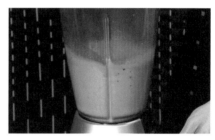

④ 푹 끓으면 모든 재료를 믹서에 넣고 갈아준다.

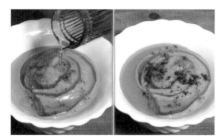

⑤ 올리브유를 넣은 수프에 파슬리와 후추를 뿌린다.

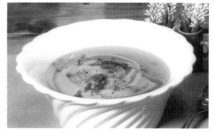

⑥ 콜레스테롤 낮추는 양파단호박크림수프 완성.

빈혈과 혈관 질환 예방에 좋은 '비트구이'

비트는 철분이 풍부해 피를 생성하는 식품으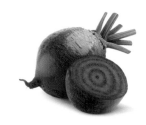
로 혈액을 보충하고 혈액순환을 촉진시켜 빈
혈 예방에 좋다. 또 베타카로틴과 비타민 C가
많아 혈관 벽의 염증반응을 줄여주므로 혈관
질환 예방에 도움이 된다.

비트는 혈압을 낮추는 데도 효과가 있다. 미국심장협회가 발행하는 의학 전
문 저널 『하이퍼텐션(Hypertension)』에 발표된 자료에 따르면, 15명의 고혈
압 환자들에게 하루 250mL의 비트주스를 마시게 했더니 혈압이 10mmHg 낮
아졌으며, 비트주스를 마신 다음 날까지도 효과가 어느 정도 남아 있는 것으
로 나타났다. 고혈압은 심장병과 뇌졸중을 일으키는 주요 원인이다. 연구진
에 따르면, 비트 뿌리에 많이 함유되어 있는 질산염이 혈관을 넓혀 혈액이 잘
흐르도록 함으로써 혈압을 낮춰준다고 한다. 비트구이는 음양오행에서 볼 때
화의 기운이 있는 식품으로 심장과 소장을 이롭게 한다.

비트구이 만들기

재료 : 비트, 루꼴라 어린잎, 호두, 올리브유, 사과식초, 오렌지, 매실즙, 소금, 후추

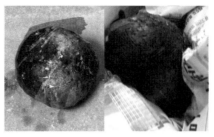

① 비트를 올리브유와 소금으로 간한 다음 160도 정도의 오븐에서 약 45분 굽는다.
* 신문지로 문지르면 껍질이 쉽게 벗겨진다.

② 구운 비트를 먹기 좋게 썰어 담고 올리브유, 소금, 후추로 적당히 간한다.

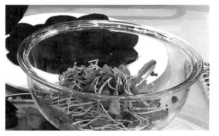

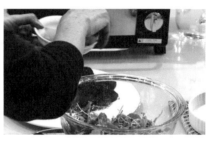

③ 적당량의 루꼴라에 올리브유, 소금, 후추를 넣고 기호에 따라 매실즙을 넣어 무친다.

④ 무친 루꼴라에 식초를 뿌리고 오렌지즙과 오렌지를 넣는다.

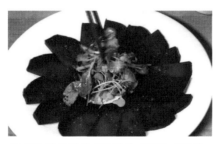

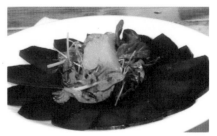

⑤ 구운 비트 위에 루꼴라와 호두를 올린다.

⑥ 빈혈과 혈관 질환 예방에 좋은 비트구이 완성.

동맥경화를 예방하는 '검은콩샐러드'

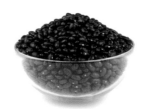

'밭에서 나는 소고기'로 불리는 검은콩 성분
중 가장 주목받는 이소플라본은 동맥경화를
유발하는 나쁜 콜레스테롤과 중성지방은 낮
추고, 동맥경화를 예방하는 좋은 콜레스테롤
은 높이는 효과가 있다. 또 인체에 해로운 활
성산소의 독성 강화를 억제하기도 한다.

이소플라본과 함께 식물성 에스트로겐도 풍부하게 함유돼 있어 유방암, 난소
암 등 여성 암 예방에 도움을 주고 남성 호르몬의 과다 분비를 억제하는 효
과까지 있어서 전립선암 예방에도 도움이 된다. 껍질에는 클리시테인 성분이
풍부해 항암 효과도 있다. 또 풍부한 레시틴 성분은 두뇌에 영양을 공급하는
데 도움을 주고, 레시틴을 구성하는 콜린이라는 성분은 체내 기억력을 담당
하는 아세틸콜린의 구성 요소로 두뇌 발달 및 치매 예방에도 도움이 된다.

검은콩샐러드는 음양오행으로 볼 때 대표적인 검은색 식품으로, 수의 기운을
가져 신장과 방광을 이롭게 하고 해독력이 뛰어나 파괴된 인체 조직을 빠른
속도로 회복시켜준다.

검은콩샐러드 만들기

재료 : 검은콩, 빨간 파프리카, 다시마 1조각, 파슬리, 올리브유, 소금, 후추,

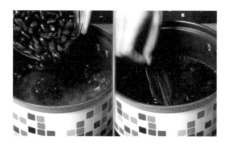

① 7시간 이상 불린 검은콩에 다시마 한 조각을 넣고 30분간 푹 삶는다.

* 콩을 싸고 있는 콩껍질은 소화가 잘 안 되므로 콩을 충분히 불려 콩껍질을 제거한 후 사용하는 것이 좋다.

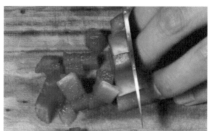

② 빨간 파프리카를 먹기 좋은 크기로 자른다.

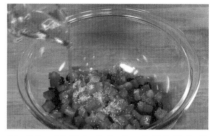

③ 삶은 검은콩과 빨간 파프라카를 함께 섞어 소금, 후추, 올리브유를 넣고 잘 버무린다.

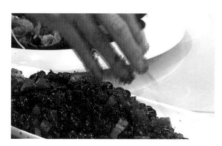

④ 접시에 담은 뒤 마무리로 파슬리를 뿌린다.

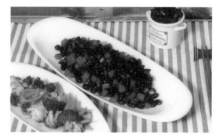

⑤ 동맥경화를 예방하는 검은콩샐러드 완성.

니코틴, 콜레스테롤 분해에 좋은 '사과파이'

사과는 체내에 있는 니코틴을 분해해 폐 기
능을 향상시키는 데 도움을 주고, 사과 속 폴
리페놀 성분이 콜레스테롤을 제거한다. 사
과를 매일 한 알씩 먹으면 4주 만에 혈액 속
LDL 콜레스테롤이 40% 줄어든다는 연구결
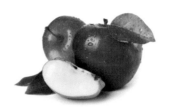
과가 있다. 미국 오하이오주립대학의 로버트 디실베스트로 교수에 따르면
사과는 녹차, 토마토 추출물, 커큐민 등 다른 항산화제보다 LDL 콜레스테롤
을 낮추는 데 뚜렷하게 좋은 효과를 보인 것으로 나타났다. 연구 팀은 40~
60세의 건강한 성인 51명을 세 그룹으로 나눠 4주간 실험을 진행한 결과 매
일 사과 한 알을 먹은 그룹의 LDL 콜레스테롤 수준이 40% 낮아진 사실을 확
인했다.

사과파이는 음양오행으로 볼 때 토의 기운을 가진 과일로 위와 비장을 튼튼
하게 해주며, 펙틴, 비타민 등이 풍부하게 들어 있어 스트레스를 많이 받는
현대인들에게 가장 좋은 과일이다.

사과파이 만들기

재료 : 사과, 건포도, 호두, 오트밀, 코코넛유, 계피가루, 소금, 레몬즙, 메이플시럽

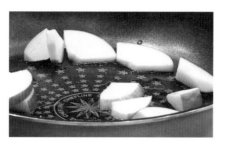 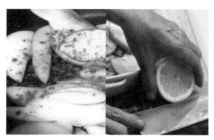

① 사과를 도톰하게 썰어 코코넛유, 소금을 넣고 살짝 볶는다.
* 사과를 굽는 요리를 할 땐 단단한 사과를 껍질까지 사용하는 것이 좋다.

② 계피를 넣고 노릇노릇하게 살짝 볶은 후 레몬즙을 넣는다. 레몬은 사과의 산화를 막아주므로 처음부터 넣어도 상관없다.

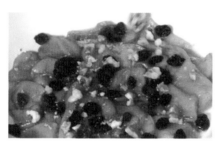 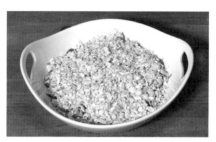

③ 메이플시럽, 건포도, 호두를 올린다.

④ 오트밀을 5mm 정도 덮어준다.
오트밀(귀리)은 다른 곡류보다 단백질과 식이섬유가 많으며 고혈압, 동맥경화, 심장병, 신장병 예방에 좋다.

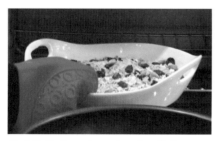 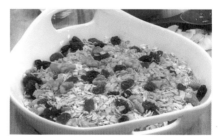

⑤ 오븐에 넣고 160도 정도 온도에서 20~30분간 굽는다.

⑥ 니코틴, 콜레스테롤 분해에 좋은 사과파이 완성.

몸 신 건 강 법 6

면역 강화 프로젝트 I

음식으로
면역 유전자를 바꿔라

하루 1만 개 암세포가 자라는
내 몸의 면역력을 사수하라

지금 이 순간에도 우리 몸속에선 암세포가 자라고 있다. 믿기 힘들겠지만 하루에도 5,000~1만 개의 암세포가 몸속에서 끊임없이 생겨나고 있다. 그럼에도 대부분의 사람들이 암세포에 잠식당하지 않은 채 멀쩡하게 살아가는 이유는 뭘까? 바로 우리 몸속 면역세포와 이중삼중의 면역 시스템이 매일 생겨나는 암세포를 찾아내 더 이상 성장하지 않도록 억제하고 사멸시키기 때문이다. 만약 내 몸의 면역 시스템에 교란이 생겨 제 역할을 하지 못하면 암세포는 점점 자라 혈액을 타고 이동하며 각 장기에 붙어 암 질환을 유발한다. 이

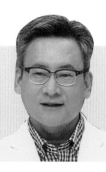

몸신 주치의 김진목 부산대학교 통합의학센터 교수

신경외과·통합의학과 전문의로 대한통합암학회 부회장을 맡고 있다.
'대한민국을 빛낸 숨은 명의 50인'에 선정된 바 있고 2007년
'대한민국을 빛낸 21세기 한국인상' 의료부문 대상을 수상했다.

러한 면역 시스템을 총칭해 '면역력'이라고 부른다. 면역력은 암세포뿐 아니라 음식, 공기 등을 통해 들어오는 수많은 종류의 바이러스와 각종 세균으로부터 우리 몸을 보호하는 역할을 한다. 한마디로 면역력은 하루 종일 암세포와 바이러스, 세균들과 전투를 벌이는 전투병이자 경호원인 셈이다. 문제는 면역력이라는 이 전투병의 능력이 사람마다 천차만별이란 사실이다. 어떤 사람은 면역 전투병의 능력이 뛰어나 한겨울에도 감기 한 번 걸리지 않고 사는가 하면, 어떤 사람은 한여름에도 감기를 달고 살고, 조금만 피곤해도 혓바늘이 돋고 대상포진에 걸려 병원을 제 집 드나들듯 한다. 그렇다면 이 차이는 대체 왜 생기는 것이며 면역력이란 전투병의 능력을 최상으로 끌어올리는 방법은 무엇일까. 히포크라테스는 '면역은 최고의 의사이자 병을 고치는 최고의 치료법'이라고 말했다. 암을 비롯한 각종 질환의 공포 없이 건강한 100세 시대를 준비하는 길! 이제 그 길은 하나다. 내 몸의 전투병인 면역력을 최상으로 이끄는 방법을 만나보자.

신이 내린 선물! 인체의 네 가지 면역 시스템

음식을 먹고, 친구와 악수를 하고, 호흡을 하는 일상적인 활동에서도 크고 작은 외부 바이러스와 세균들은 끊임없이 우리 몸속으로 들어온다. 이를 막기 위해 우리 몸은 정교하고도 다양한 면역 시스템을 가지고 있다. 생각해보라. 공기 중에 떠다니는 감기 바이러스는 물론 전 세계적인 공포를 낳았던 메르스와 지카 바이러스 등 수많은 종류의 바이러스, 대장균과 살모넬라균 등 음식을 통해 들어오는 각종 세균, 여기에 더해 내 몸속에서 끊임없이 자라고 있는 5,000여 개의 암세포를 억제하기 위해선 하나의 면역 시스템만으론 역부족이다. 하다못해 도둑을 막기 위해서도 현관의 잠금 열쇠부터 방범창을 설치하고, 주요 건물엔 CCTV에 보안 시스템까지 갖추는 마당에 생명을 보호하는 우리 몸의 면역 시스템이야 오죽하겠는가. 지금 이 순간에도 외부의 적으로부터 내 몸을 지키기 위해 24시간 4중 경비를 서고 있는 인체의 주요 면역 체계 네 가지를 소개한다.

뛰어난 4중 보안 시스템! 인체의 면역체계

내 몸의 면역 시스템 1 호흡계 외부의 적을 공격하기 위한 1차 면역 방어 시스템은 호흡계로, 대표적인 것이 바로 코털이다. 대수롭지 않아 보이지만 코털은 외부로부터 들어오는 먼지, 균, 바이러스를 걸러준다. 간혹 피곤할 때 잠자고 난 후 코가 붓거나 건조해지는 사람들이 있는데, 이는 면역력이 떨어졌다는 1차 신호다. 호흡계의 대표적인 또 다른 면역 시스템은 바로 기관지 속 가느다란 털, 섬모다. 섬모는 우리 눈에 보이지 않을 정도로 가늘고 짧은

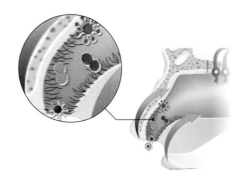

기관지 섬모

콧속에서 작은 기관지에 이르기까지 표면을 덮고 있는 섬모는 마치 바다 속 말미잘의 촉수를 연상시킨다. 섬모는 호흡기 내에 분비되는 점액물질과 먼지, 세균을 밖으로 내보내면서 기관지를 깨끗하게 청소한다. 섬모의 길이는 7μm, 지름은 0.3μm 정도다. 호흡기 세포당 300여 개의 섬모가 달려 있다.

털로 1초에 12번가량 위쪽 방향으로 물결치듯 움직이며 기관지를 통해 들어오는 각종 먼지와 미생물을 걸러내 밖으로 밀어내는 역할을 한다. 기관지엔 섬모뿐 아니라 끈끈한 점액이 존재해 코털을 통해 걸러지지 않은 먼지를 붙잡아 섬모를 통해 밀어내는 역할을 한다. 호흡 한 번에도 이처럼 이중삼중의 면역 시스템이 작동한다니 정말 놀랍지 않은가.

내 몸의 면역 시스템 2 피부 피부 역시 코, 기관지와 같은 1차 면역 기능을 담당한다. 피부의 표피가 외부의 각종 바이러스, 세균을 막아주는 역할을 하고 약 200만~400만 개에 이르는 땀샘은 박테리아 성장을 억제하는 역할을 한다. 이 때문에 면역력이 떨어지면 피부색이 칙칙해지는 것을 시작으로 피부에 각종 트러블이 일어난다.

내 몸의 면역 시스템 3 소화계 우리가 먹는 음식은 위와 장을 거쳐 소화된다. 이때 음식을 통해 들어온 각종 세균과 박테리아는 위에서 나오는 강력

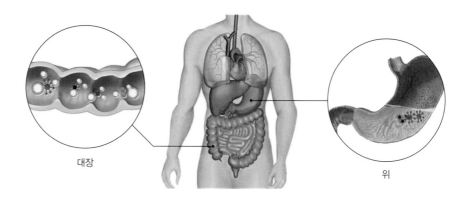

대장   위

한 산으로 한 번 걸러지고 장 내에 있는 수많은 세균을 통해 또 한 번 걸러진다. 특히 장에는 우리 몸의 면역세포 70~80%가 존재하고 있다. 그뿐 아니라 100조 개 이상 약 1kg 무게의 세균이 존재하는데, 이 세균 가운데 우리 몸에 좋은 유익균과 해로운 유해균의 비율이 면역력을 결정짓는 요인이 되기도 한다. 유익균보다 유해균이 많으면 내 몸의 면역력이 떨어지는 것이다. 그러므로 건강한 식생활을 하는 것은 위, 장 등 단일 장기의 건강뿐 아니라 전신 면역력을 강화시키는 데도 매우 중요하다.

내 몸의 면역 시스템 4. 혈액계 몸 어딘가에 바이러스가 들어오면 가장 먼저 백혈구와 림프구가 출동한다. 백혈구와 림프구에 존재하는 다양한 종류의 면역 세포들이 혈액을 타고 돌면서 바이러스와 암세포 등을 공격하는 것이다. 실제로 혈액검사에서 백혈구 수치가 정상보다 높게 나왔다면 내 몸 어딘가에서 전투가 벌어지고 있다는 신호로 크고 작은 염증 질환 및 암 질환을 확인해보는 지표가 되기도 한다.

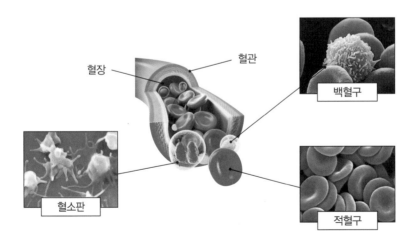

혈장

혈관

백혈구

혈소판

적혈구

인체의 이 네 가지 면역 시스템 중 어느 하나라도 제 기능을 하지 못하면 머리부터 발끝까지 크고 작은 이상 신호가 생긴다. 면역력이 떨어지면 염증이 발생하기 때문에 가장 기본적으로 '염'자 질환들은 모두 면역력과 연관돼 있다. 코의 비염, 목의 천식이나 기관지염, 편도선염, 위염, 대장염, 폐렴은 물론 신장염, 방광염, 각종 자궁 염증 질환, 피부의 알레르기 질환을 비롯해 무릎 관절염 역시 면역력과 관련이 있다. 여기에 한 발 더 나아가 당뇨병을 비롯한 성인병, 만성피로, 심각한 경우엔 암, 뇌종양, 백혈병과 같은 질환도 모두 면역력이 저하되면 발병 위험이 높아진다.

면역력 저하로 인한 질병

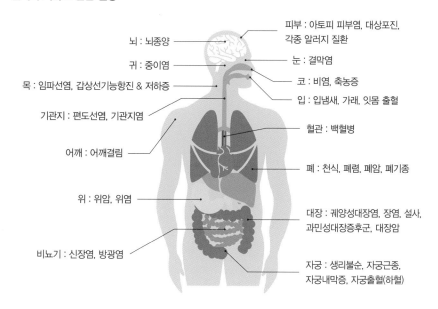

암세포를 먹어 치우는 NK 세포

내 몸의 면역력이 떨어진다는 이상신호는 잦은 감기, 피부 트러블, 배탈이나 설사와 같은 신호에서부터 혈액 내 백혈구 수치와 면역세포의 수치에 이르기까지 비교적 다양한 방법으로 드러난다. 특히 최근엔 암세포와 직접 싸우는 면역세포인 NK 세포(Natural killer cell-자연살해세포)가 제 기능을 잘 하고 있는지 확인해보는 검사로 내 몸의 면역력을 확인할 수 있다.

NK 세포는 백혈구 안에 존재하는 면역세포로 적군과 아군을 정확히 구별하는 똑똑한 전투병이다. 특히 암세포를 감시하고 잡아먹는 능력이 탁월하다. 암세포를 잡아먹는다고 하면 은유적인 표현이겠거니 싶지만, 말 그대로 NK 세포가 암세포를 잡아먹는다. 하루 5,000여 개의 암세포가 생겨남에도 불구하고 암에 걸리지 않고 살 수 있는 가장 큰 원인이 바로 NK 세포가 암세포를 잡아먹기 때문이다. 이 NK 세포가 얼마나 활성화되어 있는지 혈액 검사를 통해 면역력을 점검해볼 수 있다.

암세포를 파괴하는 NK세포

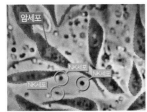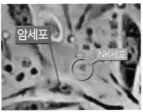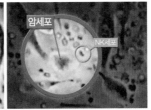

암 환자의 면역세포 활동을 볼 수 있는 사진이다. 길쭉한 모양이 암세포, 검고 동글동글한 작은 모양이 바로 NK 세포다. 이 작은 NK 세포가 큼직큼직한 암세포를 순식간에 먹어 삼키며 암세포 숫자를 줄여나가고 있다.

몸신 가족들의 NK 세포 활성화 수치를 공개합니다

몸신 가족들은 조성훈 박사가 주도하는 혈액검사를 통해 NK 세포의 활동 수치를 확인해 면역력을 점검했다. 가장 적정한 NK 세포 수치는 600~900이다. 수치가 그 이상으로 많이 높으면 면역이 과민한 상태로 각종 알레르기 질환을 유발할 위험이 높고, 250 이하면 면역력이 저하된 상태를 의미한다. 특히 NK 세포 수치가 100 이하로 떨어지면 암세포를 이겨낼 공격력을 잃었다는 뜻이기도 하다. (* 현재 NK 세포 활성도 검사 기술의 발달로 인해 NK 세포 검사 가능 범위가 확대돼 정상 범위의 기준치가 넓어졌다)

면역 골든존에 도전!

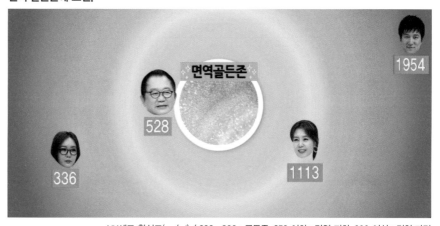

NK세포 활성도(pg/ml) / 600~900 : 골든존, 250 이하 : 면역 저하, 900 이상 : 면역 과민

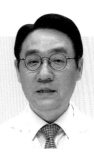

몸신 주치의 **조성훈** 차면역증강센터 교수
면역의학 분야의 권위자로 NK 세포를 활용하는 면역세포 치료법을
국내에 처음 도입하는 등 면역력에 대한 다양한 연구를 진행하고 있다.

뇌에 염증이 생겨 수술을 받았던 이의정은 평소 잦은 감기와 식도의 알레르기, 눈병, 물 알레르기 등 잦은 증상으로 면역력이 떨어져 있음을 몸으로 체감했다고 한다. 혈액검사상 NK 세포 수치는 336으로 평균 기준인 600 이하였다. 하지만 면역력이 떨어지게 되는 250선보다는 높아 현미밥 위주의 식단과 꾸준한 운동을 이어간다면 면역력을 조금씩 높이는 데 도움이 된다는 평을 받았다.

 조민희의 NK 세포 검사결과 ▶ 1113

조민희의 NK 세포 수치는 1113으로 나타났다. 수치가 높으면 높을수록 좋은 게 아닐까 생각하지만 NK 면역세포의 수치가 900 이상 올라가면 면역 과민 상태가 된다.

우리 몸의 면역력은 스위치와도 같다. 필요할 때 스위치가 켜지고, 필요 없으면 스위치가 꺼져야 하는데 면역이 과민한 상태가 되면 불필요한 상황에서도 면역세포들이 전투태세에 돌입한다. 시도 때도 없이 면역 시스템이 가동되는 셈이다. 이런 상태를 오랫동안 유지하면 전투병들이 지쳐 면역력이 급격히 떨어지게 된다. 조민희의 경우 실제 안면홍조, 민감한 피부 등 면역 과민 증상을 경험하고 있는 만큼 생활습관 개선을 통해 면역력의 균형을 맞추는 것이 필요하다.

변우민의 NK 세포 검사결과 ▶ 1954

변우민의 NK 세포 수치는 1954로 면역 과민 기준치인 1000을 훌쩍 넘겼다. 이렇게 과민한 경우엔 면역세포가 쿠데타를 일으키듯 자신의 몸을 공격할 수 있다. 변우민의 경우 알레르기성 비염이 있어 이미 면역 과민 증상이 나타난 상태인데, 불에 기름 붓는 격으로 지인으로부터 선물받은 생약 성분의 면역 증강 건강식품을 복용해왔다.

아토피, 알레르기 질환을 갖고 있는 사람들은 면역이 과민한 상태에서 면역력을 더 올려주는 식품을 장기간 복용하면 위험하다. 해당 증상이 일시적으로는 개선될 수 있지만 쉬지 않고 면역 스위치를 켜두는 것과 같아 정작 면역력이 필요할 땐 스위치가 아예 꺼져 면역 반응이 일어나지 않는 치명적인 일이 생길 수 있다. 때문에 면역 과민 질환을 갖고 있는 경우엔 건강기능식품 섭취에도 주의가 필요하다. 건강한 사람의 경우에도 면역력을 높여주는 건강기능식품은 1~2개월 섭취 후 일정기간 먹지 않는 휴지기를 가져 면역력이 과민해지지 않도록 관리하는 것이 좋다.

 이용식의 NK 세포 검사결과 ▶ 528

이용식의 NK 세포 수치는 528로, 평균 기준인 600에는 못 미쳤지만 비교적 적정한 상태다. 다만 비만의 경우 그 자체가 면역력 저하의 원인이 되고 NK 세포의 활성도를 떨어뜨릴 수 있다. 실제 과체중인 경우 백신 주사를 맞아도 정상 체중의 사람들보다 그 효과가 금세 떨어진다는 연구 결과도 있다. 또

초콜릿이나 케이크 등 단 음식을 자주 먹게 되면 당분 자체가 NK 세포의 활성도를 뚝 떨어뜨릴 수 있는 만큼 주의가 필요하다. 이용식은 현재 면역력이 나쁜 상태는 아니지만, 향후 건강을 위해서라도 건강한 식습관과 체중 감량이 필요하다.

내 몸의 면역력을 확인하는 자가진단법

혈액검사 없이 간단하게 내 몸의 면역 이상 신호를 체크할 수 있는 자가진단법을 소개한다. 다음 문항 가운데 3개 이상에 해당하면 면역력이 크게 떨어진 상태이므로 생활습관을 개선할 필요가 있다.

1. 감기에 자주 걸리고 늘 피곤하다.
2. 피부나 눈, 귀 등에 염증이 자주 생긴다.
3. 피곤하면 콧속이 헐거나 붓는다.
4. 방귀 냄새가 지독하다.
5. 장 건강이 좋지 않아 변비나 설사 증상이 자주 나타난다.
6. 상처가 잘 낫지 않는다.
7. 30대 이후 없던 액세서리 알레르기가 생겼다.
8. 불면증이 있어 잠을 잘 자지 못한다.

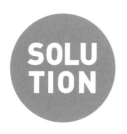

면역 유전자를 바꾸는
니시 밥상

몸신 주치의 김진목 교수는 신경외과 전문의이기 이전에 그 자신이 만성 질환에 시달리던 환자였다. 만성 아토피 질환 및 건선 피부염, 만성 간염으로 큰 고통을 겪었다. 만성 피부 질환은 약을 먹으면 일시적으로 효과가 있었으나 이내 약에 내성이 생겨 더 강한 약, 더 많은 약을 먹는 악순환이 반복되었다. 스스로가 의사이면서도 자신의 질병 하나를 제대로 고치지 못하는 것에 회의를 느낀 김 교수는 자신의 전공 분야인 신경외과를 벗어나 통합의학과 대체의학을 공부하기 시작했다. 그러던 중 면역 질환의 일종인 아토피 질환과 난치성 질환에 적용되는 일본의 니시 건강법을 알게 됐고 자신의 질환을 직접 고쳐보고자 일본을 찾았다.

니시 건강법은 일본의 니시 가츠조 박사가 연구 발표한 건강법으로 되도록 약에 의존하지 않고 식단과 생활습관의 교정을 통해 인간이 지닌 자연치유력을 높여 질환을 치유하는 건강법이다. 김 교수는 니시 건강법으로 식단과 생활습관을 교정한 지 2개월 만에 아토피 질환이, 6개월 후에는 만성 건선 피부염이 개선되는 효과를 경험했고, 8개월 후에는 간염 항체까지 생긴 것을 확인했다. 이후 김 교수는 식습관 및 생활습관의 개선을 통해 자연치유력 및 면역력을 높이는 방법을 연구해 많은 사람들에게 전파하고 있다. 먹는 음식과 생활습관이 내 몸을 만드는 재료가 되며 이것이 곧 면역력을 좌우한다는 내용이다. 김 교수가 직접 경험한 니시 건강법의 핵심! 내 몸의 면역력을 높이는 식단을 만나보자.

니시 건강법의 면역 킹 음식

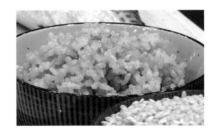

현미 니시 건강법의 핵심은 칼로리를 줄이고 영양을 높이는 식단이다. 칼로리 과잉은 비만과 각종 성인병은 물론 염증을 유발시켜 결국 면역력을 저하시키는 원인이 된다. 면역력을 높이기 위해선 칼로리보다 영양소를 우선으로 하는 것이 중요하다. 칼로리는 적은데 영양소는 풍부한 대표적인 식품이 바로 현미다. 현미는 백미에 비해 칼로리는 적고 식이섬유 함유량은 높으며 아미노산, 단백질, 칼슘, 비타민 등 총 36가지의 영양소가 있어 밥 하나로도 훌륭한 영양 섭취가 가능하다. 특히 현미의 배아 속에는 베타시스테롤이라는 항암물질이 들어 있어 면역력을 높이고 암 예방에도 도움을 준다.

브로콜리 & 파프리카 면역력 강화를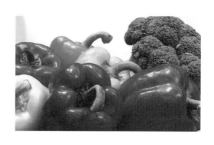
위해 필수적인 식품이 채소다. 채소엔
식물 영양소가 풍부하다. 식물 영양소란
식물이 외부의 적, 그러니까 곰팡이나
병원충, 해충으로부터 스스로를 보호하

기 위해 만들어내는 생리활성물질이다. 이런 생리활성물질은 항산화 효능이
뛰어나 정상 세포를 파괴하고 노화를 촉진하는 활성산소 물질을 제거하는 데
도움이 된다. 특히 브로콜리에 풍부한 글루코시놀레이트는 산화로 인한 세포
파괴를 막아주고 캠퍼롤 성분은 알레르기로 인한 신체의 충격을 완화시켜주
는 역할을 한다. 특히 캠퍼롤 성분은 염증반응을 막아 천식, 알레르기 질환에
효과가 큰 것으로 알려져 있다.

니시 건강법의 면역력 주의 음식

면역력을 높이는 음식과 달리 너무 자주 섭취해 내 몸의 면역력을 떨어뜨리
는 면역 주의 음식도 있다. 평소 자신의 밥상에 면역 주의 음식이 자주 올라
오지는 않는지 자세히 살펴보자.

설탕 흔히 피곤하면 달달한 식품들을 찾게 된다. 탄산음료나 케이크가 대표
적이다. 어떤 이는 피곤하면 저절로 단 음식이 당긴다며 달콤한 음식이 피로
회복에 좋다고 믿고 있다. 불행히도 달달한 음식은 면역력에 치명적이다. 이
믿음이 사실이라면 행복하겠지만 하루 100g, 탄산음료 2캔 분량의 당분만 섭

취해도 백혈구의 박테리아 사멸 능력이 떨어지는 것으로 알려져 있다. 이렇게 되면 NK 세포의 활성도를 떨어뜨려 암세포를 먹어 치우는 능력 또한 현격히 감소한다. 특히 정제된 설탕은 우리 몸에서 포도당으로 바뀌지 않아 에너지원으로는 전혀 사용되지 못하고 100% 당분만 몸에서 흡수되는 만큼 건강에 치명적이다. 뿐만 아니라 부모가 단 것을 자주 먹을 경우 그 자녀에게서 면역계 질환인 아토피 질환의 발병 위험이 높아진다는 연구 결과도 있다. 연세대학교 원주의대 생화학교실의 김현원 교수 연구 팀에 따르면, 임신 중에 콜라와 같은 탄산음료를 하루 1병 이상 마신 산모의 경우 자녀의 60%가 아토피 증세를 보였다고 발표했다. 나뿐만 아니라 후손의 면역력을 위해서라도 탄산음료와 달달한 케이크, 과한 설탕 섭취는 반드시 멀리해야 한다.

면역력 주의 오메가 6 지방산 식품 VS 면역력 강화 오메가 3 지방산 식품

참기름 VS 들기름
옥수수 기름뿐 아니라 한국인이 가장 많이 사용하는 참기름 역시 오메가 6 비율이 월등히 높다. 참기름의 오메가 3 지방산과 오메가 6 지방산의 비율은 1 : 140이다. 반면 들기름은 1 : 1의 비율로 오메가 3 지방산이 풍부하다. 특히 들기름의 오메가 3 지방산은 심근경색, 뇌졸중 등 심혈관계 질환 예방에 도움이 되며 알파-리놀렌산이 풍부해 가급적 참기름보다는 들기름을 사용하는 것이 좋다.

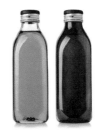

연어 VS 고등어
연어와 고등어는 모두 오메가 3 지방산이 풍부하게 함유돼 있는 생선이다. 하지만 연어는 수중 생

오메가 6 지방산 현대인은 영양 부족보다 영양 과잉이 늘 문제다. 그 가운데 특히 주의해야 할 것이 바로 오메가 6 지방산의 과잉이다. 오메가 6 지방산은 필수 지방산이지만, 과잉 섭취할 경우 염증이 증가해 면역 질환인 알레르기 질환, 각종 염증 질환 및 암을 유발한다. 실제 한 실험 결과에 따르면 정상 식사보다 오메가 6 지방산을 15배 첨가한 음식을 먹인 쥐에게서 종양 세포가 증식된 것으로 나타났다. 반대로 오메가 3 지방산은 혈중 콜레스테롤 수치를 저하시키고 염증 수치를 감소시키는 역할을 한다. 그런데 현대인의 경우 염증을 줄이는 오메가 3 지방산은 부족하고 오메가 6 지방산의 섭취 비율이 높다. 오메가 3 지방산과 오메가 6 지방산의 비율은 1 : 4가 적절하지만 현대인은 그 비율이 1 : 12, 심한 경우엔 1 : 100으로 심하게 불균형해 오메가 6 지방산의 과도한 섭취가 문제시 되고 있다. 이는 오메가 6 지방산이 다량 함유된 식품을 과도하게 섭취하고 있기 때문인데, 대표적인 것이 해바라기, 옥수수

물 중에서도 먹이사슬이 상위권에 속하는 큰 생선으로 중금속이나 화학물질 노출 위험이 더 높다. 이미 중금속과 화학물질에 오염된 바다 영양분은 플랑크톤의 먹이가 되고, 오염된 영양분을 섭취한 플랑크톤은 생선의 먹이가 되는 식으로 먹이사슬이 높아짐에 따라 바다생물 속에 중금속이 고스란히 축적된다. 그러므로 연어와 같은 대형 생선보다는 먹이사슬의 상위권이 아닌 중간 크기의 고등어나 먹이사슬 하단의 멸치가 좋다. 특히 고등어는 오메가 3 지방산뿐만 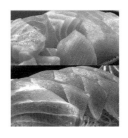 아니라 면역력 강화 성분인 DHA-EPA가 풍부하다. 다만 연어와 같은 생선도 적절한 권고량을 지켜 먹으면 안전한데, 미국 식품의약국(FDA)에서는 연어의 경우 일주일에 한 번 약 200g 섭취를 권장하고 있다.

등을 원료로 한 식물성 기름이다. 특히 각종 튀김 음식과 인스턴트 식품 제조 시 자주 사용되는 옥수수기름의 경우 오메가 3 지방산과 오메가 6 지방산의 비율이 1 : 60으로 오메가 6 지방산이 월등히 많다. 뿐만 아니라 주원료가 옥수수인 사료를 먹고 자란 소고기를 사람이 섭취할 경우 어마어마한 양의 오메가 6 지방산이 고스란히 몸 안에 쌓이게 된다. 내 몸의 면역력을 높이기 위해선 과잉된 오메가 6 지방산 섭취를 줄이고 반대로 염증 수치를 낮춰주는 오메가 3 지방산의 섭취를 늘려주는 것이 중요하다. 그렇다면 오메가 6 지방산이 많은 면역력 주의 음식과 오메가 3 지방산이 풍부한 음식은 무엇일까?

면역 킹 주스

몸신 주치의 김진목 교수가 면역력 강화를 위해 매일 챙겨 먹는 음식이 있다. 바로 하루 한 잔 마시는 면역 주스다. 다양한 채소를 활용한 면역 주스는 식물 영양소에 들어 있는 면역 강화 물질을 보충할 수 있다. 평소 채소 섭취가 충분하지 못한 경우 하루 한 잔 면역 주스로 면역력을 강화해보자.

면역 주스의 영양성분

브로콜리 강력한 항산화 물질인 설포라판이 풍부해 노화 방지 및 면역력 강화에 도움을 준다.

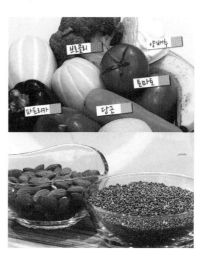

토마토 토마토의 라이코펜은 대표적인 항암물질로 체내의 바이러스 및 세균을 막아주는 역할을 한다.

양배추 인돌3카비놀이 풍부해 항산화 및 항암 효과에 도움을 준다.

당근 노화 지연과 성인병 예방에 도움이 되는 베타카로틴이 풍부하다.

견과류 아몬드, 들깨, 호두와 같은 견과류에는 불포화지방산이 풍부해 혈관 건강에 좋다.

하루 한 잔! 면역 주스 만들기

재료 : 브로콜리, 양배추, 파프리카, 당근, 토마토(1인분 기준 각 25g씩), 바나나(50g), 사과(50g), 레몬 1조각, 아몬드, 통들깨 약간

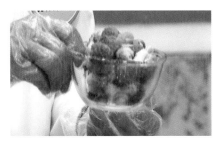

① 채소와 과일을 적당한 크기로 잘라 준비한다.

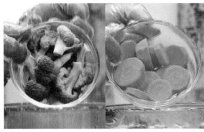

② 끓는 물에 단단한 채소 순으로, 즉 브로콜리→당근→양배추→파프리카→토마토 순으로 익힌다. 3~5분 내외로 살짝 데치듯 익혀준다. 채소에 열을 가하면 섬유질이 부드러워져 영양소 섭취에 더욱 좋다.

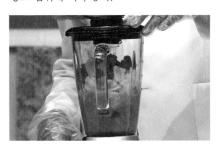

③ 익힌 채소를 믹서에 넣고 물을 약간 부어 살짝 간다.

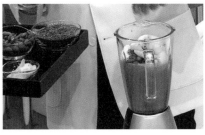

④ 간 채소에 분량의 바나나와 사과, 아몬드, 통들깨, 레몬을 넣고 함께 갈아준다. 레몬을 넣으면 채소를 익히면서 파괴된 비타민 C 보충에 도움이 된다.

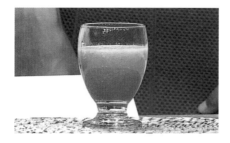

⑤ 만병으로부터 내 몸 지켜주는 면역 주스 완성.

TIP 1. 섬유질이 많아 공복에 섭취하는 것이 좋다
2. 식사 대용으로 섭취할 경우 영양 불균형을 초래할 수 있으므로 반드시 면역 주스 섭취 후 식사를 한다.

면역 강화 프로젝트 II
면역 최전선
'림프' 살려주는 밥상

암세포가 지나는 통로,
림프를 뚫어라

우리 몸엔 동맥과 정맥이라는 혈관을 따라 혈액이 흐른다. 이들 혈관 외에도 우리 몸에 존재하는 또 하나의 관이 림프관으로 임파선이라고도 한다. 감기에 걸리거나 피곤할 때 목 부위 임파선이 부었다는 말을 종종 듣는데 그 임파선이 바로 림프관이다.

림프관은 우리 몸의 면역력을 책임지는 기관이자 노폐물을 처리하는 정화 기관이다. 혈관이 상수도관이라면 림프관은 하수도관이라고 볼 수 있다. 폐수가 하수관을 따라 이동해 하수처리장에서 정화된 다음 사용되는 것처럼 우리

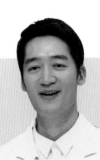

몸신 주치의 채진성 가정의학과 전문의
대한가정의학회, 대한림프부종학회, 한국호스피스완화의학회 정회원으로
활동하고 있으며 보건복지부 질병관리본부의 역학조사관을 역임한 바 있다.

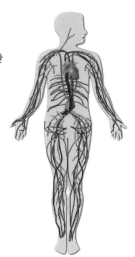

동맥
정맥
림프관

몸의 림프관

흔히 '임파선'이라고 불리는 림프관은 우리 몸의 면역력
을 책임지는 기관이자 노폐물을 처리하는 정화 기관이
다. 림프관이 깨끗해야 건강이 유지될 수 있다.

몸에도 정화처리 시스템이 존재한다. 세포에서 사용하고 남은 찌꺼기는 림프
관을 통해 이동하고 림프관 중간 중간에 놓인 림프절이라는 하수처리장에서
깨끗하게 정화돼 다시 혈관 속의 혈액과 합쳐져 몸에 흡수된다. 따라서 림프
관이 깨끗해야 노폐물 처리가 원활해 건강이 유지된다.

림프관은 혈액 속에서 흘러나온 각종 노폐물은 물론 바이러스, 암세포까지
지나는 통로로 림프관의 하수처리 시스템이 제 기능을 하지 못하면 바이러스
와 암세포가 걸러지지 못하고 온몸을 타고 돌면서 건강을 위협한다. 하수도
관과 정화처리 시스템이 망가지면 곳곳에 오수가 넘쳐 악취가 나고 병균이
들끓는 것과 마찬가지다. 그동안 건강을 위해 혈액순환에만 신경을 써왔다면
이제 림프 순환에 눈을 돌려보자.

내 몸의 청소부! 림프계

우리 몸의 중요한 면역 기관이자, 순환 시스템의 일종인 림프계를 제대로 이해하려면 먼저 우리 몸의 순환 시스템을 알아야 한다. 우리 몸의 가장 큰 순환계는 바로 혈관계다. 심장에서 나온 혈액은 동맥을 타고 흐르면서 몸 곳곳에 영양분을 공급하고 다시 정맥을 통해 심장으로 돌아가면서 순환한다. 이때 세포에서 사용하고 남은 노폐물들, 덩어리가 큰 지방, 정화가 필요한 세포부산물, 바이러스와 암세포 등은 크기가 커서 정맥으로 들어가지 못하고 정맥과 같은 방향으로 흐르는 림프관을 타고 이동하게 된다. 이런 액체 물질을 림프액이라고 부르는데 림프액은 림프관 곳곳에 위치한 콩알 모양의 림프절이라는 곳에 들어가 걸러지고 깨끗하게 정화돼 다시 림프관을 타고 정맥으로 들어가 혈액과 합쳐져 심장으로 돌아간다.

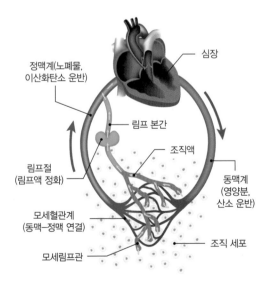

정맥계(노폐물, 이산화탄소 운반)
심장
림프 본간
조직액
림프절 (림프액 정화)
동맥계 (영양분, 산소 운반)
모세혈관계 (동맥-정맥 연결)
모세림프관
조직 세포

혈관계 및 림프계 순환 구조

심장에서 나온 혈액은 동맥을 타고 흐르다가 정맥을 따라 심장으로 되돌아간다. 정맥 모세혈관에는 림프관이 연결돼 있어, 혈액 속에 섞여 있던 각종 노폐물과 염증 물질, 바이러스, 암세포 등을 하수처리장인 림프절로 옮겨주는 역할을 한다. 림프절에서 정화된 림프액은 정맥으로 들어가 혈액과 합쳐진다.

림프계를 구성하는 림프 3총사

1. **림프관** 혈관과 다른 별개의 관으로 온몸 곳곳에 연결돼 있다. 면역을 담당하는 림프구와 혈액에서 빠져나온 노폐물로 이뤄진 림프액 및 암세포, 바이러스 등이 지나는 통로다.

실제 동물의 림프관 : 림프관은 혈관과 별도로 온몸을 타고 돌다 정맥과 합쳐진다. 면역을 담당하는 림프구가 포함된 림프액이 흐르는 통로로, 혈관과 달리 마디처럼 연결되어 있다. 1분에 약 5~8회 수축하며 림프액을 다음 마디로 흘려보내는데 역류하지 않고 오로지 한 방향으로만 흐른다. 때

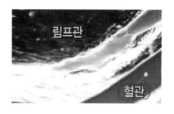

문에 암세포나 바이러스 등이 림프관 중간 중간에 형성된 림프절로 흘러가게 되어 있다.

2. **림프액** 림프관을 타고 흐르는 투명한 빛깔의 액체로 림프구가 포함된 액체를 말한다. 림프액에는 혈액에서 빠져나온 노폐물과 암세포, 바이러스 등이 섞여 있다.

3. **림프절** 콩알 모양의 작은 정화 시스템으로 림프관 곳곳에 위치해 림프액을 걸러주는 역할을 한다.

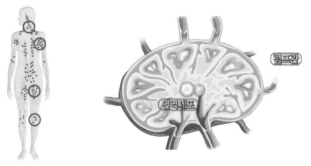

림프절이 많이 모여 있는 곳   림프절

암세포를 차단하라! 림프절 전투

외부에서 각종 바이러스와 크고 작은 세균이 침입하면 일단 백혈구와 면역세포들이 이들을 잡아다 림프관으로 끌고 들어온다. 림프관 속 림프액은 한 방향으로만 흐르기 때문에 이들 바이러스와 세균들은 림프액을 타고 무조건 림프절로 흘러가게 되어 있으며 림프절에서는 이들 세균과 바이러스를 걸러준다.

림프절은 암세포와 싸울 수 있는 면역세포를 만들고 숙성시키는 훈련소이자, 직접 암세포와 싸움을 벌이는 전투장이 되기도 한다. 암세포는 혈액을 타고 이동하기도 하지만 주로 림프관을 타고 이동하기 때문에 림프절 주변에 면역세포들이 대기하고 있다가 이들 암세포를 죽인다. 암 진단시에도 암세포가 주변 조직까지 전이되었는지 판단하기 위해 가장 먼저 확인하는 것이 바로 주변 림프 조직이다. 암세포가 발생한 주변 림프 조직을 채취해 조사한 결과 림프절이 죽어 있거나, 암세포가 발견되면 이미 그 주변으로 암세포가 번졌다는 증거로, 치료시에도 이들 림프 조직을 모두 제거해 더 이상 암세포가 퍼지지 않도록 한다.

이처럼 림프관 곳곳에 존재하는 림프절은 우리 몸의 면역 시스템을 담당하는 중요한 기관이다. 사람마다 차이가 있지만 대개 500~1,500개 정도 존재한다. 림프절은 미세한 크기부터 콩알 크기까지 다양하고 몸에 있는 것을 모두 모으면 작은 주먹 크기인 200~300g 분량이 된다. 이 주먹만 한 작은 림프절이 노폐물 청소부터 암세포와의 전투까지 담당하고 있는 셈이다.

내 몸에 쓰레기가 쌓인다? 림프 순환의 이상 신호

혈액에서 빠져나온 노폐물이 림프절에서 걸러져 다시 혈액과 합쳐지는 만큼 림프 순환이 원활치 못하면 우리 몸에는 노폐물이 차곡차곡 쌓여 각종 문제를 일으킨다. 대표적인 이상이 바로 부종이다. 노폐물이 걸러지지 못해 쌓이면 해당 림프관이 막히고 얼굴이 붓거나 팔, 다리가 자주 붓는 부종 현상으로 나타난다.

두 번째 이상 신호는 염증 질환이다. 림프액에 뒤섞인 염증 물질이 제대로 걸러지지 못한 채 다시 혈액을 타고 돌면 몸 곳곳에 염증반응이 일어나는데 여드름, 편도선염, 관절염 등이 대표적이다. 염증 질환 가운데 가장 위험한 것이 바로 암이다. 이처럼 림프 순환은 우리 몸의 노폐물 제거부터 암세포 차단까

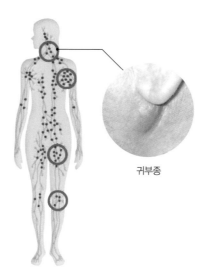

귀부종

림프절이 많이 모여 있는 곳

귀 뒤, 목, 겨드랑이, 복부, 서혜부 주변에 림프절이 주로 분포돼 있어서 면역력이 떨어지거나 피곤할 때 이들 부위가 붓기도 한다. 가끔 귀 밑이나 겨드랑이, 서혜부 등의 림프절이 부어 몽글몽글하게 만져지는 경우가 있는데, 이는 림프절에서 염증세포와 전투가 벌어지고 있다는 신호다. 일시적으로 림프절이 부었다가 한 달 이내에 사라지는 것은 몸이 피곤하거나 면역력이 떨어져 잠시 나타나는 증상일 수 있지만, 그 기간이 길어진다면 몸에 이상이 있는 것은 아닌지 체크해볼 필요가 있다.

지 중요한 역할을 담당한다. 내 몸의 면역력을 강화시키기 위해서라도 림프
관을 깨끗하게 청소하고 뚫어주는 것이 중요하다.

림프 부종

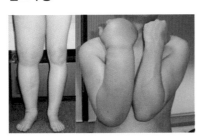

림프 순환이 제대로 되지 않으면 부종
이 발생한다. 암 수술 환자는 전이를 막
기 위해 일부 림프 조직을 제거하는데,
이 경우 림프 순환이 제대로 되지 않아
림프 조직을 절제한 주변에 부종이 생
기기 쉽다.

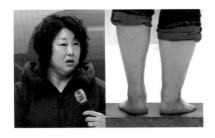

몸신 방청단으로 참가한 채수완 주부
(51세)도 암 수술 당시 림프를 절제한
후 림프 부종이 생겨 양쪽 다리의 굵
기가 큰 차이를 보이고 있다.

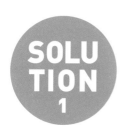

SOLUTION 1

림프 순환에 탁월한
상큼한 밥상

내 몸의 노폐물을 제거해 림프 순환을 원활하게 하는 대표적인 식품이 바로 레몬과 모과다. 레몬과 모과는 활성산소 제거 능력이 탁월하고 림프 순환이 잘 되지 않아 나타나는 부종을 완화시키는 데 도움을 준다. 레몬과 모과를 활용한 림프 순환 음식으로 내 몸의 노폐물을 속 시원히 배출해보자.

레몬과 모과의 영양성분

레몬   비타민 C와 비타민 P가 풍부한 항산화제 식품으로 활성산소 제거에 도움을 줘 림프가 할 일을 덜어준다.

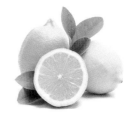

레몬과 자몽, 감귤류의 단면은 여성의 유선 모양 처럼 생겼는데 실제로 여성들의 유방 주변 림프 순환에 효과적이다. 레몬의 레모네이드 성분은 유방암 세포에서 세포 발생을 억제하는 역할도 한다.

모과 림프 순환이 제대로 되지 않아 나타나는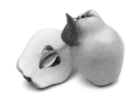
대표적인 증상인 부종 완화에 도움을 준다. 모과
의 칼륨 성분이 불필요한 수분을 몸 밖으로 배
출해주는 역할을 해 팔, 다리가 자주 붓는 사람
들에게 좋다. 특히 모과는 피로를 유발하는 젖산 등의 산성 물질을 몸 밖으로
배출해 피로 회복에 도움을 주고, 감기 예방에도 좋아 면역력 강화에도 중요
한 역할을 한다.

림프 순환 음식 1. 모과 & 레몬차 만들기

재료 : 모과, 레몬, 설탕, 베이킹소다 약간

① 잘 익은 모과와 레몬을 베이킹소다를 탄 물에 10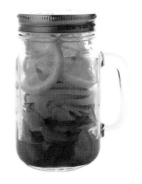
분간 담가 세척한다.

② 모과 껍질을 벗기고 씨를 빼낸 뒤 채썰고, 레몬 역
시 반으로 갈라 씨를 빼고 반달 모양으로 너무 얇지
않게 자른다.

③ 모과와 레몬, 설탕을 1 : 1의 비율로 세척된 유리병
에 넣어 잘 섞고 밀봉한다.

④ 10일간 숙성시켜 모과레몬청을 만들어 물에 타서
마신다.

주재료 : 레몬 2개, 오렌지 1개, 설탕 1컵, 현미식초 4컵, 베이킹소다 약간

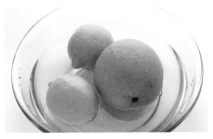

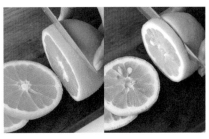

① 베이킹소다를 푼 미지근한 물에 레몬과 오렌지를 10분간 담근 후 손으로 문질러 깨끗이 씻는다.

② 레몬과 오렌지를 껍질째 큼직하게 썬다.

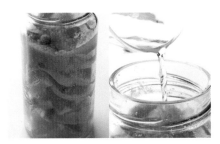

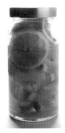

③ 물기 없는 세척 유리병에 레몬, 오렌지, 설탕을 넣고 현미식초를 붓는다.

④ 뚜껑을 닫아 그늘에서 한 달간 숙성시킨 후 면보에 거르면 레몬 & 오렌지식초가 완성된다.

TIP   1. 여름엔 시원한 물에, 겨울엔 따뜻한 물에 희석해 음료로 마신다.
      2. 샐러드드레싱으로 사용하면 상큼한 맛을 낼 수 있다.

유리병 세척 방법

① 큰 냄비에 세척한 유리병을 옆으로 눕힌 후 유리병이 잠길 정도로 물을 붓고 중불에서 끓인다.
② 물이 끓어오르면 약불로 줄여 10분간 더 끓인다.
③ 병이 물에 완전히 잠기지 않으면 집게를 이용해 병을 이리저리 굴려가며 소독하듯 끓인다.
④ 불을 끄고 물기를 완전히 건조시킨 후 사용한다.

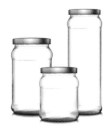

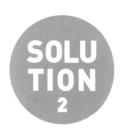

막힌 림프관 뚫어주는
림프 청소 마사지

막힌 림프관을 뚫어주고 림프관에 쌓여 있는 노폐물을 속 시원히 씻어낼 수 있는 손쉬운 방법 중 하나는 림프관을 직접 마사지해 림프액을 흘려보내는 것이다. 일종의 림프관 청소 마사지인 셈이다. 림프 청소 마사지의 정식 명칭은 림프 드레나쥐 마사지로, 암 수술 후 림프 절제로 인해 림프 부종이 생긴 환자들의 부종 완화를 위해 시작됐으나 이후 화상 흉터, 여드름, 통증 개선 등 다양한 용도로 활용되고 있다.

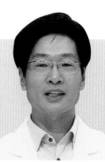

몸신 김성준 강원대 물리치료학과 교수
국내에 림프치료를 처음 도입한 림프치료 분야의 권위자. 20년간 림프 드레나쥐 마사지를 연구해 통증 및 화상 흉터 환자들의 증상 완화를 돕고 있다.

몸신 최초로 부부가 동반 출연한 김성중, 심정묘 교수에게 부종 관리부터 통증 완화까지 가능한 림프 청소 마사지를 배워보자.

하루 15분 림프 청소 마사지 - 부종 빼기

림프 청소 마사지의 핵심은 세게 압력을 가하지 않는 것이다. 림프관은 상당히 얇아서 근육을 마사지하듯 자극을 주면 림프관이 수축해 오히려 림프액이 정체된 채 흐르지 못한다. 따라서 피부결을 마사지하듯 가볍게 마사지하는 것이 중요하다.

림프액은 무조건 한 방향으로 흘러가기 때문에 림프액이 흐르는 방향으로 림프액을 보내주듯 마사지해 림프관과 정맥이 만나는 쇄골 부분의 최종 종착지로 노폐물을 보내는 것이 중요하다.

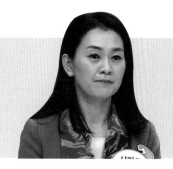

몸신 **심정묘** 수성대학교 피부건강관리학과 교수
림프 드레나쥐 마사지 분야의 전문가로 부종 및 여드름 개선 등에 효과적인 림프 마사지법을 연구 개발했다.

1. 기본 림프 청소 – 목 림프 마사지

통증, 부종 등 어떤 목적으로 실시하는 림프 마사지건 목 부위는 모든 림프 마사지의 시작점이다. 림프관이 정맥과 만나는 지점, 즉 터미너스와 가까운 이 부위를 먼저 풀어줘야 정체된 림프액을 터미너스로 흘려보낼 수 있다. 목 에는 양쪽 목 라인과 귀 뒤쪽에 림프절이 주로 몰려 있으므로 이 부위를 천천 히 마사지한다.

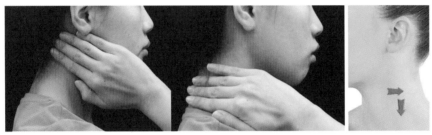

① 양쪽 귀 바로 밑에 양 손바닥을 대고 ㄱ자 모양으로 뒤로 살짝 밀었다가 내린다.

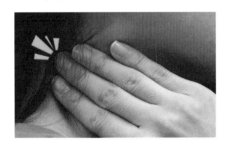

② 이때 손바닥으로 피부 위를 쓸지 말고 피 부결에 손바닥을 붙이고 결만 당기듯 마사지 하는 동작을 5회 반복한다.

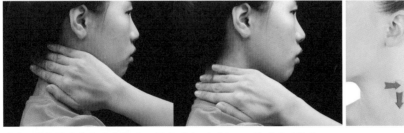

③ 목 중앙 부위에 손바닥을 대고 역시 같은 방법으로 5회 마사지한다.

2. 기본 림프 청소 – 쇄골 중앙 터미너스 마사지

목 림프 마사지로 목 부위의 림프액을 아래로 흘려보냈으면 이번엔 림프관의 최종 종착지인 쇄골 부위의 터미너스를 풀어준다. 터미너스는 림프관과 정맥이 만나는 지점으로 이 부위의 막힌 림프관을 뚫어줘야 다른 부위에 있던 림프액이 흘러와 정맥으로 빠져나갈 수 있다. 쇄골 중앙 바로 위 옴폭 파인 곳에 있는 터미너스를 림프액이 흐르는 방향대로 손가락으로 살짝 눌렀다 떼면서 마사지하면 된다.

터미너스를 꾸준히 풀어주면 얼굴 부위에 고여 있던 림프액이 흘러내리면서 노폐물이 제거되고 셀룰라이트 분해 효과도 있어 얼굴이 매끈해질 뿐 아니라 피부도 깨끗해진다. 막힌 수문을 열듯 림프관 종착지이자 정맥의 기점인 터미너스를 활짝 열어주자.

림프관 종착지 터미너스의 위치

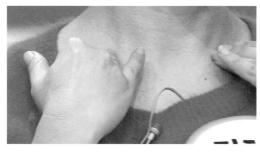 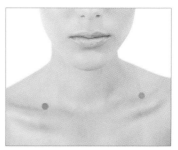

터미너스는 양쪽 쇄골 중앙 바로 윗부분의 옴폭 파인 곳에 위치해 있으며 정맥과 연결돼 림프액이 정맥으로 흘러 들어가는 지점이다. 모든 림프 마사지는 이 터미너스를 풀어주는 것으로 시작한다.

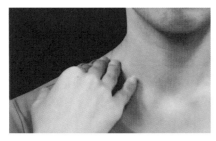

① 쇄골 정중앙 윗부분, 터미너스 지점에 가운데 손가락을 댄다.

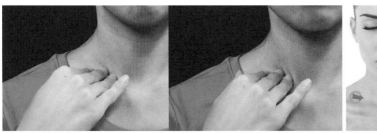

② 터미너스 부위를 ㄴ자를 그리듯 가볍게 마사지한다.

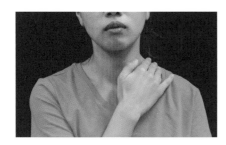

③ 이때 양손을 X자로 엇갈려 양쪽의 터미너스를 동시에 마사지한다.

3. 얼굴 부위 림프 청소

양쪽 목 옆과 쇄골 터미너스 마사지로 림프액이 빠져나갈 출입구를 뚫어주는 기본 마사지를 마무리한 후 얼굴 부종을 빼는 림프절 위치를 확인해 마사지한다.

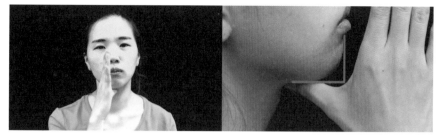

① 턱 중앙 아래에 엄지손가락을 대고 직각으로 넣어준다.

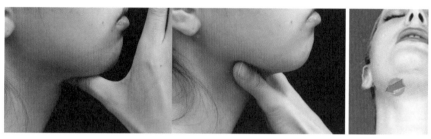

② 림프액이 흘러가는 방향대로 얼굴 바깥 방향을 따라 손을 돌려 마사지를 5회 반복한다. 같은 방법으로 턱선을 따라가며 손가락을 이동시켜 5회 마사지한다.

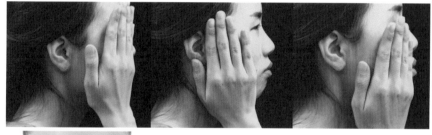

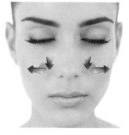

③ 양볼에 손바닥을 대고 ㄴ자를 그리듯, 아래로 내린 후 귀 방향으로 보내는 마사지를 5회 반복한다. 역시 손바닥으로 피부를 쓸지 말고, 손바닥으로 피부결을 밀듯 마사지한다.

TIP 1. 절대 세게 압력을 가하지 말고 피부결만 당기듯 마사지한다.
2. 매일 목과 쇄골 부위의 기본 림프 청소만 해도 노폐물 배출에 도움이 되므로 하루 5분만 투자해도 효과를 볼 수 있다.

15분 얼굴 부종 림프 청소 효과

하루 15분 얼굴 부종 림프 청소를 해주면 얼굴의 붓기도 빠지지만 턱선과 얼굴이 갸름해지는 이점이 있다. 얼굴의 노폐물은 광대뼈 주변, 턱선 주변에 많이 모여 있어 이 부위 림프액을 흘려보내는 것만으로도 턱선이 갸름해지고 얼굴 윤곽이 축소되는 효과를 볼 수 있다.

얼굴 림프 청소 전후 비교

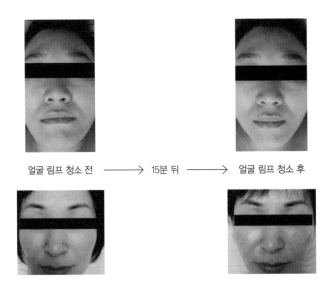

얼굴 림프 청소 전 ⟶ 15분 뒤 ⟶ 얼굴 림프 청소 후

실제 얼굴 부종 빼는 림프 청소 마사지를 15분간 받은 후 부종이 빠져 턱의 윤곽이 뚜렷해지고 얼굴의 크기가 축소된 효과를 확인할 수 있었다.

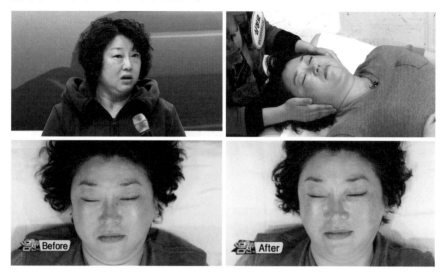

암 수술 후 림프 부종이 생긴 주부 방청단도 15분 림프 청소 마사지로 얼굴의 혈색이 돌아오고 턱 선의 윤곽이 살아난 것을 확인할 수 있었다.

하루 15분 림프 청소 마사지– 어깨 통증 잡기

림프 청소 마사지는 부종뿐 아니라 통증 개선에도 도움을 준다. 림프액을 타 고 흐르는 통증 물질이 빠져나가지 못하고 정체되어 있으면 해당 부위에 통 증이 생기기 쉽다. 특히 오십견, 어깨결림 등 어깨 부위 통증에는 혼자서도 할 수 있는 림프 청소 마사지가 효과적이다. 어깨 통증 잡는 림프 청소 마사지는 부종과 마찬가지로 목과 어깨 터미너스 부위 기본 림프 청소를 한 후 어깨 통 증을 잡는 부위 림프 청소를 병행한다.

1. 기본 림프 청소 – 목 림프 마사지

얼굴 부종 빼기(p160)와 마찬가지로 기본 림프 청소를 위해 목 림프 지점을
마사지한다.

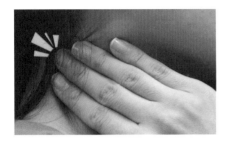

양쪽 귀 바로 밑에 양 손바닥을 대고 ㄱ자 모
양으로 뒤로 밀었다 내린다.

2. 기본 림프 청소 – 쇄골 중앙 터미너스 마사지

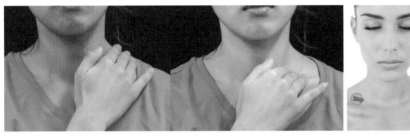

쇄골 중앙 바로 위에 있는 터미너스 지점에 손가락을 대고 ㄴ자를 그리며 밀었다 내리면서 마
사지한다.

3. 어깨 부위 림프 청소

양쪽 목 옆과 쇄골 터미너스 마사지로 림프액이 빠져나갈 출입구를 뚫어주는
기본 마사지를 마쳤다면 어깨 주변 통증을 풀어주는 림프 지점을 마사지한다.

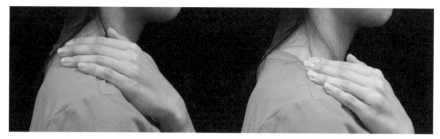

① 승모근에 손바닥을 대고 몸 앞쪽으로 내렸다가 쇄골 쪽으로 ㄴ자를 그리며 5회 마사지한다. 역시 힘을 주지 말고 피부결만 당기듯 마사지한다.

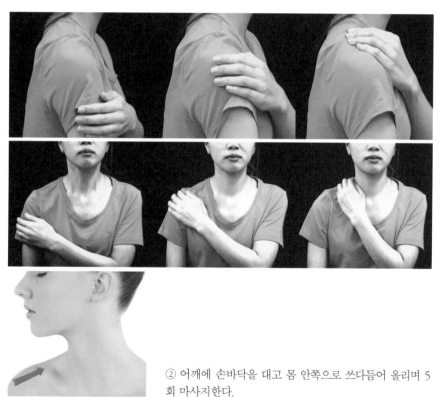

② 어깨에 손바닥을 대고 몸 안쪽으로 쓰다듬어 올리며 5회 마사지한다.

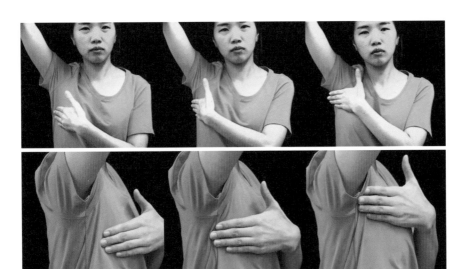

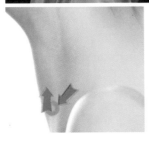

③ 팔을 위로 올려 겨드랑이 안쪽에 손바닥을 대고 뒤로 밀었다가 위로 올려주는 동작을 5회 반복한다. ㄴ자를 거꾸로 쓰듯 뒤로 밀고 위로 올려주면 된다.

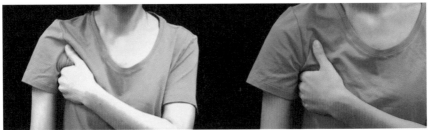

④ 팔을 내리고 겨드랑이 사이에 손을 넣어 안쪽으로 당겼다가 놓아준다.

TIP   1. 근육 마사지가 아닌 림프 마사지인 만큼 절대 세게 누르지 않는다.

2. 어깨 통증의 경우 오십견, 관절염으로 인한 통증에는 도움이 되지만 인대가 끊어지거나 구조적인 문제로 인한 통증 질환에는 효과가 없다.

3. 림프 청소 마사지는 일시적으로 통증을 완화하는 수단이므로 근본적인 통증 해결을 위해서는 반드시 전문가의 진단과 치료를 받아야 한다.

어깨 통증 림프 청소 마사지 효과

우리 몸에 통증을 유발하는 각종 통증 물질은 림프액을 통해 몸 밖으로 배출된다. 그러므로 통증 부위에 정체되어 있는 림프액 속 통증 물질을 가벼운 림프 마사지로 배출시키면 통증이 완화되고 혈액순환에도 도움이 된다.

내 몸 살리는 호르몬 Ⅰ

10년 젊어지는
회춘 호르몬 밥상

중년 회춘의 열쇠!
내 몸속에 노화 막는 비법이 있다

'10년 젊어지는 회춘의 비법이 있습니다!' 만약 지하철에서 이런 문구를 본다면 보톡스 시술이나 건강기능식품을 선전하는 광고겠거니 생각할 것이다. 하지만 이 문장 앞에 이런 단어가 붙는다면? '10년 젊어지는 회춘의 비법이 당신 몸속에 있습니다!' 주사도 아니고 약품도 아닌 10년 젊어지는 회춘의 비법이 내 몸속에 있다, 의학 기술이 발달한 21세기에 회춘이라니, 무슨 소리인가 싶겠지만 놀랍게도 회춘을 가능케 하는 방법이 우리 몸속에 실제로 존재한다. 그 열쇠는 바로 호르몬이다.

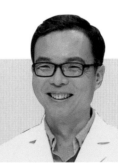

몸신 주치의 박민수 가정의학과 전문의
고려대학교 보건대학원 외래교수로 비만, 노화, 호르몬 치료 분야의
전문의다. 대한가정의학회 학술상을 수상한 바 있다.

영화배우 골디 혼의 젊음 유지 비결

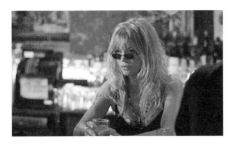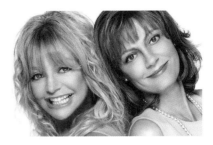

2002년 골디 혼이 출연한 〈와일드 클럽〉의 한 장면. 1945년생으로 촬영 당시 나이가 이미 57세였음에도 골디 혼의 모습은 30대 정도로밖에 보이지 않는다. 골디 혼은 성장 호르몬 요법을 받고 있다고 밝혀 세계적으로 성장 호르몬 주사 열풍을 불러일으켰다.

21세기 젊음의 묘약! 회춘 호르몬

1990년대 미국의 유명한 토크쇼에 골디 혼이라는 여배우가 출연했다. 당시 60대 가까운 나이에도 아름다운 몸매를 유지하는 비결이 무엇인지 묻는 사회자의 질문에 골디 혼은 이렇게 대답했다. "나는 10년 넘게 성장 호르몬 요법을 받았다." 골디 혼의 인터뷰는 할리우드 배우들과 유명 운동선수들 사이에서 '젊음의 묘약'이란 이름으로 알려져 있던 성장 호르몬 요법을 공식적으로 인정한 것이었다. 이후 성장 호르몬은 21세기 신(新) 불로초라는 이름을 얻으며 오늘날까지 회춘 호르몬의 여왕으로 불리고 있다.

의학계에선 성장 호르몬을 아예 '노화방지 호르몬', '회춘 호르몬'으로 바꿔 부르자는 주장이 제기되기도 했다. 젊음을 유지하는 데 그치지 않고 회춘까지 가능한 호르몬이라는 얘기였다. 이 솔깃한 성장 호르몬에 대해 알아보자.

중년 회춘의 열쇠! 키 크는 호르몬이 노화를 방지한다?

성장 호르몬은 우리 몸에서 자체적으로 생성되는 호르몬이다. 흔히 '키 크는 호르몬'으로 알려져 있어 성장기에만 분비되는 호르몬으로 여기곤 한다. 하지만 성장 호르몬은 성장이 끝난 후는 물론 죽을 때까지 평생 분비되는 호르몬이다. 성장 호르몬은 인간이 늙어가면서 생기는 모든 문제, 즉 피부가 늙고, 뼈가 약해지고, 근육이 빠지고, 뱃살이 늘고, 기억력이 감퇴하는 등 노화와 깊은 관련이 있다. 성장 호르몬이 성장에 관여하는 원리를 이해하면 왜 의사들조차 성장 호르몬을 '회춘 호르몬'으로 부르는지 알 수 있다.

성장 호르몬의 가장 기본적인 역할은 지방을 분해하고 근육을 만드는 것이다. 특히 지방 분해 효과는 고도 비만 치료제로 사용될 정도로 탁월하다고 알려져 있다. 또 근육을 생성하고 활성화시키는 기능도 하므로 성장 호르몬이 왕성하면 근육은 튼튼하고 군살은 없는 탱탱한 몸매를 유지할 수 있다. 성장 호르몬이 운동선수들에게 금지되는 도핑 테스트 약물로 분류되는 이유이기도 하다. 프로 축구선수 메시는 선천적으로 성장 호르몬이 부족한 질환을 갖고 있어서 합법적으로 성장 호르몬 보충 치료를 받을 수 있는 유일한 선수다. 이 때문에 그의 뛰어난 축구 실력이 성장 호르몬 보충 요법 덕분이라는 논란이 일기도 했다. 근육 강화에 관여하는 성장 호르몬의 효과를 짐작할 만한 대목이다.

성장 호르몬은 이밖에도 많은 역할을 한다. 심장 근육을 튼튼하게 하고 심혈관의 지방을 없애는 데도 도움을 주며 골밀도를 높이고 새로운 뼈를 만드는 골 교체율을 높여 뼈를 튼튼하게 만들어준다. 또한 뇌의 엔도르핀 분비를 증가시키고 기억력을 개선하며 피부 두께가 얇아지는 것을 막아 피부 주름과

성장 호르몬의 역할

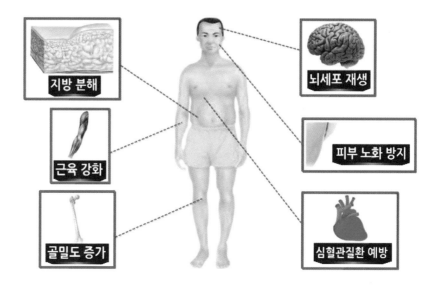

성장 호르몬 투여 전후 복부 지방 비교

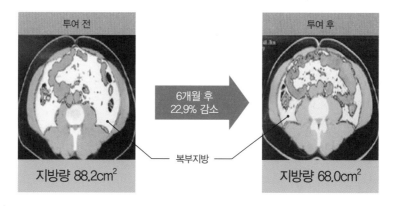

성장 호르몬을 투여하기 전과 투여 6개월 후 복부의 내장지방 변화를 볼 수 있다. 성장 호르몬 결핍 질환이 있으면 지방 분해 능력이 떨어져 비만이 되기 쉽다. 사진에서 흰 부분이 복부지방.

노화를 지연시키기도 한다. 한마디로 노화라는 이름 앞에 따라다니는 온갖 증상이 성장 호르몬과 관련돼 있다고 할 수 있다.

호르몬 균형의 조율자 마더 호르몬

성장 호르몬은 '마더 호르몬', 그러니까 엄마 호르몬이라는 별명으로도 불린다. 다른 주요 호르몬을 자극하는 호르몬으로 호르몬 균형을 맞추는 조율자 역할을 하기 때문이다. 엄마 호르몬인 성장 호르몬의 영향을 받는 자식 호르몬에는 네 가지가 있다. 첫째는 갱년기 건강에 중요한 성 호르몬, 둘째는 우리 몸의 체온과 자율신경을 지배하는 갑상선 호르몬, 셋째는 스트레스를 받으면 생성되는 코르티솔이라는 스트레스 호르몬, 넷째는 밤에 잠을 잘 자도록 유도해 우리 몸의 피로를 풀고 면역 기능도 높여주는 멜라토닌 호르몬이다.
성장 호르몬에 문제가 생기면 이 네 가지 호르몬의 균형도 깨져 건강상의 문제를 일으킬 수 있다. 그러니 성장 호르몬을 잘 유지하고 관리하는 것은 성장 호르몬뿐 아니라 전신 건강에도 중요하다.

해마다 줄어드는 회춘 호르몬을 지켜라!

문제는 젊음의 묘약인 이 회춘 호르몬이 나이가 들면서 점점 줄어든다는 것이다. 성장 호르몬은 20대를 정점으로 평균 매년 14.4%씩 줄어든다고 보고돼 있다. 그래서 나이가 들면 팔, 다리 근육은 빠지고 복부 지방은 쉽게 쌓이는 일명 ET 체형으로 변하면서 노화가 진행된다. 그렇다고 가는 세월을 막을 수도, 나이가 들면서 저절로 줄어드는 성장 호르몬을 붙잡아둘 수도 없는 노릇이다. 골디 혼처럼 성장 호르몬 주사라도 맞아야 하나 싶겠지만 성장 호르몬을 지켜낼 방법이 있으므로 걱정하지 않아도 괜찮다. 성장 호르몬은 사람에 따라 줄어드는 시점도, 줄어드는 양도 천차만별이다. 이 차이 때문에 60대가 40대보다 젊어보일 수도 있고, 50대가 70대 같은 몸을 가질 수도 있는 것이다. 성장 호르몬은 숙명의 문제가 아니라 노력으로 얼마든지 관리할 수 있다는 뜻이다. 그렇다면 내 몸의 성장 호르몬은 얼마나 분비되고 유지되고 있을까?

몸신 가족들의 회춘 지수, 성장 호르몬 수치를 공개합니다

성장 호르몬은 혈액검사를 통해 IGF-1 성장인자 수치를 알아봄으로써 확인할 수 있다. 연령별 정상 기준치가 다르지만 대개 40대 이상은 200을 기준으로 삼아 그 이하면 성장 호르몬 결핍으로 인해 노화가 빠르게 진행되는 것으로 판단할 수 있다. 몸신 가족들은 성장 호르몬 수치와 함께 성장 호르몬의 영향을 받는 성 호르몬, 갑상선 호르몬, 스트레스 호르몬(코르티솔 호르몬) 수치 검사를 통해 노화 진행 정도를 알아봤다.

검사 결과 변우민의 성장 호르몬 수치는 150으로 정상 기준 200보다 낮았다. 성장 호르몬이 정상 기준보다 낮다는 것은 노화가 빠르게 진행되고 있다는 뜻으로 변우민의 경우 나이 대비 약 5~6세 정도 노화한 몸을 갖고 있다고 볼 수 있다. 특히 성장 호르몬의 영향으로 인해 스트레스 호르몬인 코르티솔 호르몬 수치가 상당히 높아, 만성적 스트레스 상태임을 알 수 있었다. 우리 몸은 스트레스를 받으면 스스로를 보호하기 위해 스트레스 호르몬을 분비한다. 스트레스 호르몬은 지방 분해를 억제하는데 만성적으로 스트레스에 시달리거나 극도의 스트레스를 받아 호르몬이 과다 분비되면 우리 몸은 전쟁과도 같은 비상상태로 인식해 모든 에너지원을 지방으로 축적한다. 그리고 몸에 지방이 많이 쌓이면 성장 호르몬이 지방을 분해하느라 근육을 제대로 생성하지 못해 근육이 줄어들고 근육이 줄면 지방이 더욱 쉽게 쌓이는 악순환을 겪게 된다. 노화도 빠르고 성인병에도 취약한 몸이 되는 셈이다.

 변우민 호르몬 수치

	성장 호르몬					스트레스 호르몬			

성장 호르몬

보험코드	검사명	결과	판정	참고치	검체
C4861	HAV Ab, Total	Positive(60.0 이상)		Toxicity > 150.00 ng/mL Negative < 20 Positive ≥ 20 IU/L	S
C7130	Homocysteine	9.05		5.08 - 15.39 μmol/L	S
C3360	T3H	1.990		0.270 - 4.200 μ IU/mL	S
C3040	Free T4	1.49		0.76 - 1.70 ng/dL	S
C2630	Testosterone	6.15		50세 - 100세 : 1.66 - 7.16 ng/mL	S
C7364	DHEA-Sulfate	169.59		남 133-441 ug/dL	S
C3240	Cortisol	13.63		AM (7-10시): 6.2-19.4 PM (4-8시) : 2.3-11.9 ug/dL	S
C0723	IGF-1(SM-C)	150.21		[Children] 나이 Boys Girls 0-2세 37-299 41-265 3-5세 62-308 109-330 6-8세 63-307 100-446	S

성장호르몬 / 검사수치

IGF-1(SM-C) 150.21

B1010	Hb	15.7		13.0 - 17.5 g/dL	B
B1040	RBC	5.04		4.50 - 6.50 +10(6)/uL	B
B1050	WBC	6.34		4.00 - 10.00 +10(3)/uL	B
B1060	Platelet	252		150 - 450 +10(3)/uL	B
B1091	WBC Differential count				B
	Segment neutrophil	64		48 - 75 %	B
	Lymphocyte	27		15 - 40 %	B

스트레스 호르몬

보험코드	검사명	결과	판정	참고치	검체
C4861	HAV Ab, Total	Positive(60.0 이상)		Toxicity > 150.00 ng/mL Negative < 20 Positive ≥ 20 IU/L	S
C7130	Homocysteine	9.05		5.08 - 15.39 μmol/L	S
C3360	T3H	1.990		0.270 - 4.200 μ IU/mL	S
C3040	Free T4	1.49		0.76 - 1.70 ng/dL	S
C2630	Testosterone	6.15		50세 - 100세 : 1.66 - 7.16 ng/mL	S
C7364	DHEA-Sulfate	169.59		남 133-441 ug/dL	S
C3240	Cortisol	13.63		AM (7-10시): 6.2-19.4 PM (4-8시) : 2.3-11.9 ug/dL	S
C0723	IGF-1(SM-C)	150.21		[Children] 나이 Boys Girls 0-2세 37-299 41-265 3-5세 62-308 109-330 6-8세 63-307 100-446	S

스트레스 호르몬 / 검사수치

Cortisol 13.63

B1010	Hb	15.7		13.0 - 17.5 g/dL	B
B1040	RBC	5.04		4.50 - 6.50 +10(6)/uL	B
B1050	WBC	6.34		4.00 - 10.00 +10(3)/uL	B
B1060	Platelet	252		150 - 450 +10(3)/uL	B
B1091	WBC Differential count				B
	Segment neutrophil	64		48 - 75 %	B
	Lymphocyte	27		15 - 40 %	B

조민희 역시 성장 호르몬 수치가 156으로 정상 이하였다. 하지만 다행스럽게도 아직 다른 호르몬들에 영향을 주진 않아서 스트레스 호르몬과 갑상선 호르몬 수치는 정상을 유지하고 있었다. 다만 호르몬 불균형이 시작되는 갱년기에 성장 호르몬이 부족하면 호르몬 불균형을 더욱 악화시킬 수 있으므로 주의가 필요하다.

이용식의 성장 호르몬 수치는 몸신 가족 가운데 가장 낮은 116으로 나타났다. 특히 복부 비만이 심한 상태여서 성장 호르몬을 소모하는 생활습관을 교정하지 않으면 복부에 지방은 더욱 많이 쌓이고 근육은 빠르게 손실돼 노화가 가속화될 수 있다는 진단을 받았다.

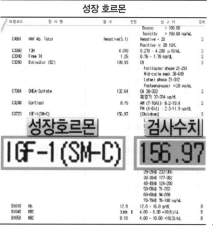

조민희 호르몬 수치

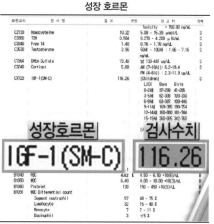

이용식 호르몬 수치

일일 몸신 가족으로 참가한 연기자 이혜근은 육아 스트레스와 오랜 불면증으로 만성적인 피로감을 호소했다. 성장 호르몬 수치는 123으로 호르몬 치료를 시작해야 하는 수치 150보다 낮아 당장 성장 호르몬 주사요법이나 약물 치료가 필요하다는 진단을 받았다. 몸신 가족 가운데 가장 젊은 40대 초반임에도 성장 호르몬 수치가 지나치게 낮아 신체 나이는 가장 많은 것으로 밝혀졌다. 특히 몸에 쌓이는 피로 물질이 독소로 작용해 염증 수치 역시 정상 기준치 10을 넘긴 22까지 올라가 있는 상태로 확인되기도 했다. 이처럼 성장 호르몬이 부족해진 원인으로는 불면증이 꼽혔다. 잠을 자야만 분비되는 멜라토닌이 활성화돼야 성장 호르몬 분비가 촉진되는 만큼 부족한 성장 호르몬 보충을 위해서라도 숙면을 취하는 것이 무엇보다 중요하다.

 이혜근 호르몬 수치

성장 호르몬				
보험코드	검사명	결과	판정	참고치
				Toxicity > 150.00 ng/mL
C4861	HAV Ab. Total	Positive(80.0 이상)		Neoative < 20 / Positive ≥ 20 IU/L	S
C2133	Homocysteine	8.28		5.08 ~ 15.39 μmol/L	S
C3360	T3H	2.090		0.270 ~ 4.200 μIU/mL	S
C3340	Free T4	1.41		0.76 ~ 1.70 ng/dL	S
C3280	Estradiol (E2)	31.41		이	S
				Follicular phase 21-251 / Mid-cycle peak 30-649 / Luteal phase 21-312 / Postmenopausel ≤28 pg/mL
C7364	DHEA-Sulfate	152.27		이 30-303	S
C3248	Cortisol	12.63		새벽기 32-204 ug/dL / AM (7-10시): 6.2-19.4 / PM (4-8시) : 2.3-11.9 ug/dL	S
C0723	IGF-1(SM-C)	123.96		[Children] / 나이 Boys Girls	S

성장호르몬 **IGF-1(SM-C)**   검사수치 **123.96**

	30-39세 177-382
	40-49세 124-290
	50-59세 71-263
	60-69세 94-269
	70-79세 76-160 ng/mL

B1010	Hb	13.4		12.0 ~ 16.0 g/dL	B
B1040	RBC	4.53		4.00 ~ 6.00 ×10(6)/uL	B
D1050	WBC	5.91		4.00 ~ 10.00 ×10(3)/uL	B

염증 호르몬				
주민번호		의사명 박면수		결과보고일
처트번호		접수번호 18-20150728-0067		기 타
검체종류	S:Serum, B:EDTA			
보험코드	검사명	결과	판정	참고치	검체
B1060	Platelet	313		150 ~ 450 ×10(3)/uL	B
B1091	WBC Differential count				B
	Segment neutrophil	61		40 ~ 75 %	B
	Lymphocyte	32		15 ~ 40 %	B
	Monocyte	6		2 ~ 11 %	B
	Eosinophil	1		≤5 %	B
	Basophil	0		≤2 %	B
B1034	ESR	22	H	≤20 mm/hr	B
				추가검고 진행이 있습니다.
	•이갈기검사•.			
	Serotonin 정량			
	Leptin			

염증 **ESR**   검사수치 **22 H**

엄앵란의 성장 호르몬 수치는 이혜근보다도 낮은 83이었다. 하지만 나이 들수록 성장 호르몬 수치가 떨어지는 것을 감안해 70대 이상일 경우 정상 수치를 90으로 보고 있으므로 비교적 양호한 것으로 판단됐다. 특히 성장 호르몬의 영향을 받는 다른 호르몬 수치는 모두 정상으로 나타나기도 했다. 낮을수록 좋은 스트레스 호르몬 수치도 3.5밖에 되지 않아 평소 스트레스 관리도 잘하고 있다는 평가를 받았다.

엄앵란 호르몬 수치

성장 호르몬	스트레스 호르몬

보험코드	검 사 명	결 과	진행	참 고 치	검체
C4861	HAV Ab. Total	Positive(60.0 이상)		Toxicity > 150.00 ng/mL / Negative < 20 / Positive ≥ 20 IU/L	3
C2133	Homocysteine	13.85		5.08 - 15.39 μmol/L	3
C3360	T3H	3.480		0.270 - 4.200 μ IU/mL	3
C3040	Free T4	1.12		0.76 - 1.70 ng/dl	3
C3260	Estradiol (E2)	10 이하		OI / Follicular phase 21-251 / Mid-cycle peak 38-649 / Luteal phase 21-312 / Postmenopausal =28 pg/mL	
C7364	DHEA-Sulfate	20.87		OI 30-393 / 봄경기 32-204 ug/mL	3
C3248	Cortisol	3.55		AM (7-10시): 6.2-19.4 / PM (4-8시): 2.3-11.9 ug/dL	
CO723	IGF-1(SM-C)	83.95		[Children]	3
B1010	Hb	13.1		12.0 - 16.0 g/dl	B
B1040	RBC	4.39		4.00 - 6.00 +10(6)/uL	B
B1050	WBC	9.39		4.00 - 10.00 +10(3)/uL	B

성장호르몬 / 검사수치
IGF-1(SM-C) / 83.96

30-39세 177-382
40-49세 124-290
50-59세 71-263
60-69세 94-269
70-79세 76-160 ng/mL

보험코드	검 사 명	결 과	진행	참 고 치	검체
C4861	HAV Ab. Total	Positive(60.0 이상)		Toxicity > 150.00 ng/mL / Negative < 20 / Positive ≥ 20 IU/L	3
C2133	Homocysteine	13.85		5.08 - 15.39 μmol/L	3
C3360	T3H	3.480		0.270 - 4.200 μ IU/mL	3
C3040	Free T4	1.12		0.76 - 1.70 ng/dl	3
C3260	Estradiol (E2)	10 이하		OI / Follicular phase 21-251 / Mid-cycle peak 38-649 / Luteal phase 21-312 / Postmenopausal =28 pg/mL	
C7364	DHEA-Sulfate	20.87		OI 30-393 / 봄경기 32-204 ug/mL	3
C3248	Cortisol	3.55		AM (7-10시): 6.2-19.4 / PM (4-8시): 2.3-11.9 ug/dL	
CO723	IGF-1(SM-C)	83.95		[Children]	3
B1010	Hb	13.1		12.0 - 16.0 g/dl	B
B1040	RBC	4.39		4.00 - 6.00 +10(6)/uL	B
B1050	WBC	9.39		4.00 - 10.00 +10(3)/uL	B

스트레스 호르몬 / 검사수치
Cortisol / 3.55

30-39세 177-382
40-49세 124-290
50-59세 71-263
60-69세 94-269
70-79세 76-160 ng/mL

10년 젊어지는 성장 호르몬 보충하려면? 숙면하라!

성장 호르몬은 밤, 특히 수면 중에 대부분 분비되므로 수면의 양과 질이 성장 호르몬의 분비를 좌우한다. 잠잘 때 분비되는 멜라토닌이 성장 호르몬의 분비를 촉진하는데 멜라토닌과 성장 호르몬은 밤 11시부터 새벽 2시 사이에 가장 왕성하게 분비된다. 따라서 이 시간에는 반드시 잠자리에 들어야 회춘의 열쇠, 성장 호르몬을 지킬 수 있다. 수면 시간보다 중요한 것은 수면의 질이다. 자고 일어나면 몸과 마음 모두 개운해질 정도로 깊은 잠을 자야 멜라토닌이 충분히 분비돼 성장 호르몬의 분비를 촉진하기 때문이다. 숙면을 취하려면 다음 두 가지 원칙은 반드시 유념해야 한다.

잠자리에서 버티지 마라

밤이 되면 저절로 졸음이 밀려들고 잠자리에 들자마자 바로 잠드는 습관이 숙면의 기본이다. 이를 위해서는 낮에 졸거나 잠자는 습관을 갖지 않도록 하고 되도록 일정한 시간에 잠자리에 들어 규칙적인 수면습관이 배도록 해야 한다. 잠이 오지 않을 때는 잠자리에서 뒤척이며 억지로 잠들기 위해 애쓰지 않는 것이 좋다. 오히려 잠에 대한 강박이 생겨 숙면을 방해할 수 있으므로 잠자리에 든 후 10분이 지나도록 잠이 오지 않으면 다시 졸음이 밀려올 때까지 일어나 다른 일을 하는 것이 낫다.

최적의 수면환경을 조성하라

멜라토닌과 성장 호르몬은 어두울수록 더욱 왕성하게 분비된다. 따라서 잠자는 공간은 최대한 어둡게 유지하는 중요하다. 텔레비전 불빛, 스탠드 불빛, 창으로 비쳐드는 바깥 불빛 등이 모두 숙면을 방해하는 요인이다. 잠들기 전까지 휴대전화나 게임기를 사용하는 습관도 교감신경을 흥분시켜 역시 숙면을 취할 수 없으므로 주의해야 한다. 잠자리에 들자마자 바로 잠드는 것이 가장 좋지만 졸릴 때까지 가볍게 책을 읽는 정도는 괜찮다. 단, 책을 읽다가도 반드시 불은 끄고 잠들어야 한다.

노화의 척도, 성장 호르몬 자가진단법

혈액검사를 하지 않고도 쉽게 확인할 수 있는 성장 호르몬 자가진단법을 소개한다. 다음 항목 중 3개 이상에 해당하면 성장 호르몬 수치가 정상 이하로 떨어진 상태임을 의심해볼 수 있다.

1. 배 둘레가 갑자기 늘어났다.
2. 모발 상태가 푸석하거나 가늘어졌다.
3. 활력이 없고 기력이 약해졌다.
4. 동년배에 비해 나이 들어 보인다는 소리를 자주 듣는다.
5. 허리를 자주 삐끗한다.
6. 늘 피곤하고 휴식을 취해도 피로감이 사라지지 않는다.
7. 감정 조절이 쉽지 않고 우울하다.
8. 기억력이 떨어진다.

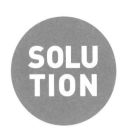

SOLU
TION

나이 10년 돌려받는
회춘 호르몬 밥상

나이가 들면 서서히 줄어드는 성장 호르몬! 어쩌면 이미 또래보다 더 빨리 줄어들고 있을지 모르는 성장 호르몬을 보충하기 위해선 어떻게 해야 할까? 할리우드 배우들처럼 주사나 약물에 의존하지 않고도 젊음을 유지할 수 있는 방법이 있다. 몸신 주치의 박민수 원장은 식습관 교정과 생활습관 교정을 통해 성장 호르몬을 보충할 수 있다고 한다. 노화를 방지하고 젊음을 유지시켜주는 회춘 호르몬! 10년 젊어지는 성장 호르몬 보충법을 소개한다.

회춘 호르몬 밥상 1 _ 젊어지고 싶다면 육식을 허하라

우리 몸의 회춘 호르몬인 성장 호르몬은 단백질을 기반으로 생성되는 물질이다. 따라서 나이 들면서 부족해지는 성장 호르몬을 보충하기 위해선 호르몬의 기본 생성 물질인 단백질 섭취가 필수적이다. 특히 육류 단백질은 노화를 촉진하고 질병의 원인이 되는 활성산소를 분해하는 역할을 한다고 알려져 있으므로 반드시 챙겨 먹어야 한다. 육류를 제대로 섭취하지 않으면 실제 성장 호르몬이 부족해지기 쉽다. 당뇨나 고혈압이 있는 경우 혈당 조절과 혈압 조절을 위해 단백질을 끊고 채식만 고집하는 사람들이 있는데, 단백질이 부족하면 성장 호르몬이 빠르게 감소해 오히려 몸의 노화를 가속화시키는 요인이 될 수 있다.

몸신 주치의 박민수 원장은 오랜 성장 호르몬 연구를 통해 단백질 섭취 없이 장기간 채식만 고집한 경우 공통적으로 성장 호르몬 수치가 떨어져 있음을 확인했다. 육류를 제한한 채식 위주의 식단이 건강을 해친다는 연구 결과도 있다. 오스트리아의대에서 1,300여 명을 대상으로 연구한 바에 따르면, 채식만 하는 사람들이 고기와 채소를 함께 먹는 사람들에 비해 암 발생률은 1.6배, 알레르기 질환에 걸릴 가능성은 2배 가까이 높은 것으로 드러났다. 미국의 한 연구진은 고기를 전혀 먹지 않는 사람들은 철분이나 아연, 오메가 3 등 필수 지방산이 부족해 동맥경화 및 혈전 질환의 위험성이 오히려 높아진다고 발표하기도 했다. 비만과 각종 성인병의 주범으로 여기던 육류를 오히려 먹어야 한다니 이쯤 되면 궁금해지는 것이 있다. 어느 정도나 먹어야 하는 것일까?

성장 호르몬 수치별 식단 비교

50대 노○○ 씨의 밥상

50대 이○○ 씨의 밥상

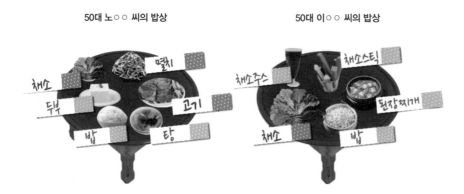

성장 호르몬 수치는 연령별로 다른 기준치가 적용되므로 같은 50대인 노 모 씨와 이 모 씨의 식단을 비교했다. 노 모 씨의 경우 육류와 채소가 골고루 보이는 평범한 식단인 반면, 이 모 씨의 식단은 채식으로만 구성돼 있다. 실제 이 모 씨의 식습관을 확인해본 결과 육류 없이 현미밥에 채소 쌈을 곁들이거나 오이, 당근 스틱으로 아침을 대신하기도 하는 것으로 밝혀졌다. 얼핏 보면 이 모 씨의 식단이 훨씬 건강해 보이지만 결과는 정반대였다.

육류가 포함된 식사를 하는 50대 vs 채식만 하는 50대의 성장 호르몬 수치 비교

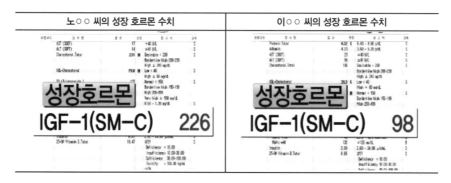

노 모 씨의 성장 호르몬 수치는 정상인 200을 넘어 226으로 50대에서도 젊은 생체 나이를 갖고 있다. 몸신 주치의가 직접 만나본 노 모 씨는 실제로도 활력 넘치고 피부도 건강했다. 반면 이 모 씨는 호르몬 치료가 필요한 수치 150보다 훨씬 낮은 98로 확인됐다. 실제로도 무기력하고 우울하며 늘 피로를 호소하는 등 성장 호르몬 저하로 인한 모든 노화 증상을 보이고 있었다.

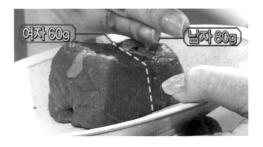

회춘 호르몬 보충을 위한 육식, 하루 섭취량은?

여자 60g 남자 80g

성인 기준 1일 육류 섭취량은 여성 60g, 남성 80g으로 지방 없는 살코기 부위가 좋다. 삼겹살은 같은 중량이라도 지방이 3분의 1이나 차지하므로 주의가 필요하다.

회춘 호르몬 밥상 2 _ 10년 젊어지는 회춘 음료 '마나나라떼'

하루 한 잔, 가볍게 마시기만 해도 내 몸의 부족한 성장 호르몬을 보충해주는 음료가 있다. 몸신 주치의 박민수 원장이 추천하는 회춘 음료, 마나나라떼다. 천연 식품을 이용하는 마나나라떼는 부족한 성장 호르몬을 대신해 회춘을 돕는 역할을 한다.

성장 호르몬의 밑재료가 되는 단백질과 성장 호르몬 생성을 돕는 마, 노화 방지에 좋은 컬러 푸드 바나나를 이용해 아이들 키 성장에 도움이 되는 것은 물론 40대 이후 급격히 감소하는 성장 호르몬을 보충하는 효과도 뛰어나므로 온가족이 함께 마시면 더욱 좋다. 하루 한 잔으로 10년 젊어질 수 있는 천연 회춘 음료, 마나나라떼를 소개한다.

마나나라떼의 영양성분

우유 성장 호르몬의 기본 재료인 단백질과 칼슘
이 풍부해 성장기 아이들의 키 성장은 물론 중장
년층 건강에도 중요한 식품이다. 특히 우유에 풍
부하게 들어 있는 단백질은 근육 생성과 콜라겐
생성을 유도해 주름 예방 및 피부 탄력을 높이는
데 도움을 줘 피부 노화방지에도 큰 역할을 한다.

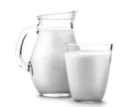

마 단백질을 구성하는 주요 성분인 아르기닌은
성장 호르몬 분비를 촉진하는 역할을 한다. 마에
는 이 아르기닌 성분이 풍부해 성장 호르몬 분비
에 큰 도움을 준다. 또 아르기닌 성분 자체가 지

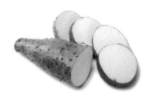

방을 분해하고 근육을 생성하는 역할을 하면서 성장 호르몬이 할 일을 도와
체형의 노화를 지연시키기도 한다. 마를 자르면 나오는 끈적끈적한 성분인
뮤신은 단백질 생성을 촉진하고 위벽을 보호한다.

바나나 산소를 에너지로 바꾸는 과정에서 생겨
나는 강력한 세포 독성 물질인 활성산소는 우리
몸의 노화뿐 아니라 각종 질병의 원천으로 꼽힌
다. 바나나는 이 활성산소를 제거해주는 폴리페
놀 성분이 풍부해 노화 방지에 탁월한 역할을 한

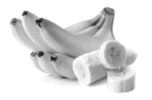

다. 뿐만 아니라 면역력을 키워주는 비타민 B_6도 풍부해 노화 방지 과일의 대
표주자인 바나나 섭취만으로도 회춘에 큰 도움이 될 수 있다.

마나나라떼 만들기

재료 : 1인분 기준 바나나 35g(4분의 1개), 생마 70g, 우유 100mg
정확한 중량을 재기 어려우면 바나나 35g은 약 4분의 1개, 마는 바나나의 2배, 우유는 종이컵
기준 절반 조금 넘는 분량을 준비한다.

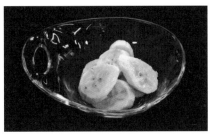

① 바나나는 믹서에 갈기 편하게 사각으로
잘라 준비한다.

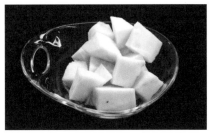

② 생마는 껍질을 벗겨 역시 사각으로 잘라
준비한다. 생마의 끈적끈적한 뮤신 성분이
알레르기를 유발할 수 있으므로 껍질을 벗길
땐 반드시 비닐장갑을 끼고 손질한다.

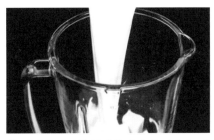

③ 믹서에 준비한 분량의 우유와 바나나, 생
마를 넣고 간다.

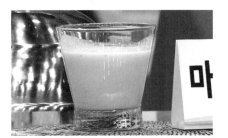

④ 젊음을 지켜주는 회춘 음료 마나나라떼
완성.

TIP　1. 섬유질 보호를 위해 너무 곱게 갈지 말고 씹는 식감을 살릴 정도로 갈아주는 것이 좋다.
　　　2. 생마와 바나나의 탄닌 성분이 갈변을 일으키므로 마시기 직전에 갈도록 한다.

회춘 호르몬 팡팡 지압법

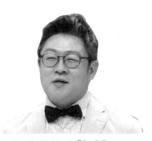

몸신 주치의 한진우 한의사

경희대학교 대학원에서 한의학 박사학위를 받은 전문의.
대한한의사협회 홍보이사를 역임했다.

잠자는 회춘 호르몬을 깨워라! 혈자리를 누르는 것만으로도 젊어질 수 있는 성장 호르몬 보충 혈자리가 있다.

한의학에선 이 혈자리를 지압하면 아이들의 키 성장을 돕고 어른들에겐 활력을 불어넣어 준다고 해서 일명 회춘 호르몬 혈자리라고 부른다. 서울벤처대학원의 한 연구에 따르면 이 혈자리를 지압해 아이들의 키가 평균 1.18cm 성장하는 결과를 얻었다고 한다. 일본에서 노인들의 장수 혈자리로 알려져 있는 족삼리, 주요 장기 세 곳의 혈자리가 지나는 삼음교, 회춘 혈자리인 곤륜 등이 모두 이 혈자리에 몰려 있어 혈액순환에도 도움을 준다.

한의학 치료에선 침이나 뜸을 이용하지만 내 손으로 직접 지압을 하는 것만으로도 성장 호르몬을 자극해 분비를 촉진하는 회춘 호르몬 팡팡 지압법을 소개한다.

회춘 호르몬 팡팡 지압 혈자리

족삼리 일본에선 장수 혈자리로 통하는 곳으로 노인의 활력을 증진시켜 수명 연장 효과가 높은 혈자리로 잘 알려져 있다. 어린이 키 성장에도 도움이 되는 혈자리로 족삼리와 대칭되는 음릉천을 함께 지압하면 더욱 좋다.

족삼리 위치 잡는 방법

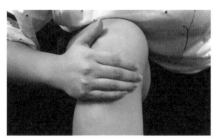

① 무릎뼈 아래에 네 손가락을 가져다 댄다.

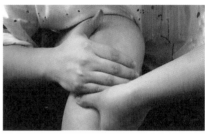

② 네 손가락 아래쪽 정강이뼈에 다른 손의 엄지손가락 첫 마디를 댄다.

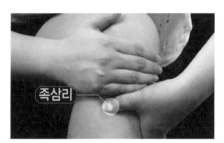

③ 엄지손가락이 끝나는 지점에 있는 족삼리 혈자리를 엄지손가락으로 짚는다.

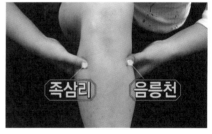

④ 족삼리와 대칭되는 정강이뼈 반대편의 음릉천을 함께 짚고 10초간 지압한다.
한 손의 엄지와 중지로 동시에 지압하거나 양손을 이용해 두 혈자리를 동시에 지압한다.

삼음교 간장, 비장, 신장 세 개의 장기를 담당하는 혈자리가 모두 지나가는 혈자리로 한의학에선 신장을 자극하면 호르몬 분비에 도움을 준다고 알려져 있다. 삼음교와 대칭되는 혈자리 절골을 함께 지압하면 성장 호르몬 분비에 도움이 된다.

삼음교 위치 잡는 방법

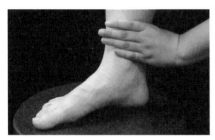

① 발목 안쪽 복숭아뼈에서 가장 튀어나온 곳에 손가락 네 개를 댄다.

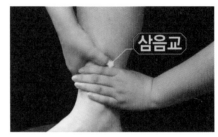

② 네 손가락 바로 위 정강이뼈 안쪽의 삼음교 혈자리를 반대편 손 엄지로 짚는다.

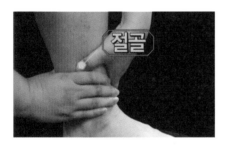

③ 삼음교와 대칭되는 발목 바깥쪽의 절골 혈자리를 중지로 짚고 10초간 동시에 지압한다.

곤륜 어린이 성장 발육과 노인 회춘에 도움이 되는 혈자리로 알려져 있다. 곤륜과 대칭되는 지점의 태계혈은 양생혈로 회춘과 노화 방지에 효과적이므로 함께 지압하는 것이 좋다.

곤륜 위치 잡는 방법

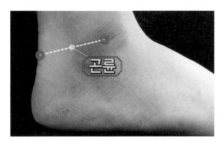

① 발목 안쪽 복숭아뼈와 뒷발목 사이에 움푹 들어간 곤륜에 엄지나 중지를 댄다.

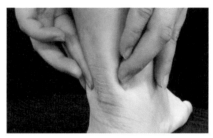

② 곤륜 반대편의 움푹 들어간 태계혈을 동시에 지압한다.

TIP 1. 혈자리는 각각 10초간 3번씩 반복해 지압한다.
2. 대칭되는 혈자리를 동시에 지압하는 것이 효과적이다.
3. 세게 누르지 않고 지그시 눌러주는 것만으로도 도움이 된다.

몸 신 건 강 법 9

내 몸 살리는 호르몬 II
장수의 열쇠
'인슐린' 수명 늘리기

내 몸의 천연 호르몬,
인슐린의 수명을 늘려라

대한민국 당뇨 인구가 총 400만 명으로 매년 꾸준히 늘고 있다. 우리나라 사람 4명 중 1명은 이미 당뇨병 환자이거나 당뇨병 고위험군에 해당한다. 게다가 당뇨병으로 인한 사망률은 일본 7.4%, 미국 23.2%인 데 반해 한국은 32.3%로 OECD 가입국 중 5위 수준이다. 의학계에선 이 추세로 간다면 곧 당뇨 대란이 올 것이라고 경고까지 하고 나섰다. 우리나라에 당뇨병 환자가 이처럼 많은 이유는 뭘까.

바로 인슐린의 수명 때문이다. 인슐린은 우리 몸에서 혈당 조절을 위해 만들어내는 천연 호르몬이다. 이 인슐린이 제 기능을 얼마나 오랫동안 하느냐에

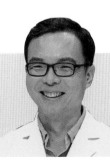

몸신 주치의 박민수 가정의학과 전문의
고려대학교 보건대학원 외래교수로 비만, 노화, 호르몬 치료 분야의
전문의다. 대한가정의학회 학술상을 수상한 바 있다.

따라 당뇨병은 물론 각종 혈관 질환, 심지어 세포 노화와 장수에까지 영향을 준다. 한마디로 인슐린 수명을 최대한 늘리는 것이 장수를 위한 지름길인 셈이다. 문제는 한국인의 인슐린 수명이 선천적으로 취약하다는 데 있다. 인슐린을 생성하는 췌장의 베타세포 크기가 서양인에 비해 동양인은 절반 크기로 작아 태생적으로 인슐린 기능이 떨어지기 때문이다. 그러나 인슐린의 수명을 늘리는 방법이 있으므로 당뇨병 위험에 노출된 채 살아야 한다며 지레 체념할 필요는 없다.

여기, 건강한 사람은 물론 당뇨병이 있어도 내 몸의 인슐린을 최대한 아껴 쓰면서 혈당을 조절할 수 있는 몸신의 건강법을 소개한다. 밥상 위 밥 하나만 바꿨을 뿐인데 약물의 힘을 빌리지 않고도 혈당 조절에 어려움을 겪지 않는 몸신의 놀라운 밥상을 만나보자.

인슐린이 호르몬이었어?

인슐린이라고 하면 당뇨병 환자들이 맞는 주사 이름으로 알고 있는 사람이 꽤 많다. 인슐린은 주사나 약물의 이름이 아닌 우리 몸에서 만들어지는 천연 호르몬이다. 인슐린이 하는 일은 생각보다 많다.

첫째, 우리 몸의 혈당을 조절한다. 우리가 음식물을 섭취하면 간에서 섭취한 음식물을 에너지로 바꿔준다. 이때 밥, 빵, 국수류의 탄수화물이나 달달한 당분이 소화 흡수되는 과정에서 에너지원인 포도당으로 바뀐다. 이 포도당이 혈액을 타고 돌면서 각 장기 세포의 에너지원으로 사용되는데, 인슐린은 이 혈액 속 포도당을 세포 속으로 밀어 넣어주는 역할을 한다. 때문에 인슐린이 부족하면 혈액 속에 있는 포도당을 세포로 밀어 넣어줄 일꾼이 부족해 세포들은 에너지가 부족해지고, 혈관 속에는 사용되지 못한 포도당이 과다하게 넘치는 상태가 된다. 이를 혈관 속 포도당 함량이 높은 상태라고 해서 고혈당이라고 한다. 반대로 인슐린이 과다하게 분비돼 혈관 속의 포도당이 부족한 상태를 저혈당이라고 한다.

문제는 고혈당이건 저혈당이건 모두 몸에 치명적인 영향을 미친다는 사실이다. 혈액 속 포도당이란 쉽게 말해 설탕물이다. 설탕물이 적당한 양이라면 혈관을 타고 돌며 필요한 에너지를 공급하지만, 양이 너무 많아 분해되지 못하

고혈당으로 인한 질환

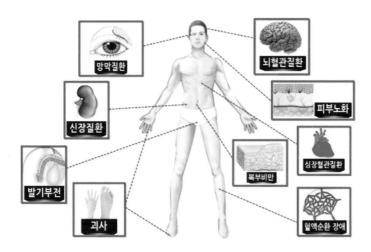

당뇨병은 인슐린이 제 역할을 하지 못해 포도당이 에너지로 사용되지 못하고 소변을 통해 그대로 빠져나가는 질환을 말한다. 이처럼 제 기능을 하지 못하는 인슐린 호르몬을 대신해 인슐린 약물과 주사를 통해 체내 혈당을 조절하는 것이 당뇨병 치료의 핵심이다.

고 혈관을 타고 다니면 끈적끈적하게 굳어가며 이곳저곳에 쌓여 각종 혈관 질환의 원인이 된다. 심장이나 뇌혈관에 쌓여 막히면 심혈관 질환이나 뇌졸중을, 콩팥 미세혈관을 막으면 만성신부전을, 눈의 미세혈관을 막으면 당뇨병성 망막증과 같은 실명 질환을 유발하며 말초혈관을 막으면 손발이 괴사한다. 남성의 발기부전도 혈관의 문제로 인해 나타날 수 있다. 한마디로 고혈당은 우리 몸에 생길 수 있는 모든 혈관 문제의 주범이라 할 수 있다.

반대로 혈관 속 포도당이 부족한 저혈당도 심각한 문제를 일으킨다. 우리 몸의 에너지 공급원이 턱없이 부족해져 쇼크 상태에 이를 수 있기 때문이다. 당뇨병 환자들이 인슐린 투약 시기나 투약량을 조절하지 못해 저혈당에 빠지면 사망에까지 이르기도 한다. 따라서 적당한 양의 인슐린이 제때 분비돼 혈당을 조절하는 것은 생명과도 직결되는 일이다.

둘째, 인슐린은 세포의 노화와 장수에도 깊이 관여한다. 인슐린이 과다하게 분비되면 우리 몸의 세포를 자극해 빨리 노화시켜 죽게 만들기 때문이다. 세포는 일정 기간에 걸쳐 생성되고 자라고 노화돼 죽는 과정을 거치는데 과도한 인슐린은 세포가 성장해 제 일을 할 시간도 주지 않고 빠르게 노화시켜 버린다. 피부 세포가 자극을 받아 빨리 죽으면 피부 노화가, 각 장기의 세포들이 자극을 받으면 장기의 노화가 빠르게 진행되는 식이다. 또한 인슐린은 장수와도 직접적인 관련이 있다. 우리 몸에는 장수 유전자인 시르투인 유전자가 있는데 인슐린이 과다 분비되면 이 유전자의 활동을 방해해 수명이 단축될 수도 있다. 인슐린은 수명을 결정짓는 호르몬이기도 한 셈이다.

그렇다면 인슐린 주사를 맞는 당뇨병 환자들은 부족한 인슐린을 정기적으로 보충해주니 장수에 도움이 될까? 불행히도 그렇지 않다. 의학의 발달로 뛰어난 약효를 자랑하는 인슐린 약물이 개발돼 우리 몸에서 만들어지는 천연 인슐린 호르몬을 어느 정도 대체할 수 있게 되었지만 그 기능은 오직 혈당 조절에만 한정돼 있다. 인슐린이 우리 몸에서 담당하는 수많은 역할을 대체하기엔 역부족이라는 뜻이다. 게다가 주사와 약물에만 의존해 생활습관을 교정하지 않으면 혈당을 조절하기 위해 점점 더 많은 인슐린을 필요로 하게 되면서 어느 순간 더 이상 혈당이 조절되지 않는 상태에 이르게 된다. 그러니 당뇨병이 시작돼 약물과 인슐린의 힘을 빌리고 있더라도 내 몸의 천연 인슐린 기능을 되살림으로써 서서히 약물과 인슐린의 양을 줄여나가는 것이 중요하다.

한국인은 억울해! 선천적으로 인슐린 기능 취약한 동양인

혈당 조절부터 수명에까지 관여하는 호르몬인 인슐린을 평생 풍족하게 쓸 수 있다면 얼마나 좋을까. 그렇다면 혈당 높아질 걱정 없이 먹고 싶은 것 마음껏 먹고 살 수 있겠지만, 불행히도 인슐린 호르몬에도 수명이 있다. 대개 노화와 함께 인슐린의 기능이 떨어지고 양도 줄어든다. 나이가 들수록 혈당 조절이 어려워지고 당뇨병 발병 위험이 높아지는 것은 이 때문이다.

게다가 한국인은 선천적으로 인슐린 기능이 취약한 편이다. 동양인은 인슐린을 만들어내는 췌장의 베타세포 크기가 서양인의 절반 크기에 불과한 탓이다. 공장이 작으니 만들어낼 수 있는 인슐린도 적을 수밖에 없다. 그러니 선천적인 한계를 딛고 일어서기 위해서라도 내가 가진 천연 인슐린을 아껴 쓰며 수명 연장을 위해 노력해야 한다. 하지만 현실은 정반대다. 오히려 인슐린을 낭비하는 서양인의 식사습관을 쫓아가고 있기 때문이다.

인슐린의 수명을 줄이는 낭비 습관

인슐린을 낭비하는 가장 잘못된 습관은 역시 밥, 빵, 면 등 밀가루와 탄수화물 위주의 식습관이다. 이들은 모두 혈당을 크게 올리는 식품으로 과도하게 섭취하면 이를 분해하기 위해 인슐린이 왈칵 쏟아져 나온다. 문제는 인슐린이 과도하게 분비되는 일이 자꾸 반복되면 고혈당 음식을 먹지 않아도 반복적으로 인슐린이 쏟아져 나오게 되고, 이로 인해 인슐린의 기능 이상이 초래된다는 점이다. 대표적인 증상이 인슐린 저항성이다. 인슐린 저항성은 인슐린 기능에 이상이 생겨 인슐린이 많이 나오긴 하는데 제 역할을 못해 혈관 내 고혈당 상태가 지속되는 것을 말한다. 인슐린을 내보내도 혈당이 높으니 췌장에선 인슐린이 부족하다고 생각하고 더 많은 인슐린을 분비한다. 밥 한 공기의 혈당을 조절하는 데 A라는 사람은 인슐린 30을 쓰는 반면 B라는 사람은 150을 써야 겨우 혈당이 조절된다는 의미다. 이렇게 인슐린이 과도하게 사용되면 결국 인슐린을 분비하는 췌장에 무리를 주어 기능 이상이 생기고 어느 순간 인슐린을 더 이상 분비하지 못하는 상태가 된다.

인슐린을 낭비하는 또 다른 습관은 바로 굶는 다이어트다. 살을 빼는 가장 쉬운 방법이 굶는 것이지만 굶으면 우리 몸은 에너지원이 모자라는 저혈당 상태가 된다. 문제는 이런 저혈당 상태에선 음식을 조금만 섭취해도 혈당이 급격히 올라간다는 것이다. 혈당이 급격히 올라가면 이를 해결하기 위해 인슐린은 또 필요 이상으로 쏟아져 나오게 돼 있다. 평소에는 인슐린을 조금만 써도 분해가 가능한 혈당이 굶었다가 먹으면 인슐린을 낭비해야 하는 혈당으로 바뀌는 셈이다. 다이어트를 위한 금식뿐 아니라 아침을 거르는 습관 역시 인슐린 수명을 재촉한다. 아침을 걸러 공복 상태가 오래 지속된 후 식사를 하는 것 역시 인슐린 과다 분비의 원인이 되기 때문이다. 인슐린 낭비 습관은 빨리 먹는 버릇 때문에 생기기도 한다. 빨리 먹으면 단시간에 많은 양의 음식물을 섭취해 같은 양의 식사를 해도 분비되는 인슐린의 양이 많아진다. 이처럼 나도 모르게 인슐린을 낭비하는 생활습관을 이어가면, 결국 인슐린 기능 이상으로 인해 인슐린 수명이 단축되고 젊은 나이에도 당뇨병이 시작될 수 있다.

혈당이 정상이면 인슐린도 건강하다?

인슐린이 과다하게 분비되는 인슐린 저항성의 경우 혈액검사를 해도 초기엔 혈당이 정상으로 나온다. 당뇨병은 혈당 조절 수준을 혈당 수치를 통해 확인할 수 있으므로 혈당이 정상이면 혈당 조절도 잘되고 있는 것으로 판단한다. 하지만 인슐린이 과도하게 분비되는 인슐린 저항성은 인슐린이 한꺼번에 많이 쏟아지기는 하지만 어쨌든 혈당은 조절되기 때문에 초기엔 혈당 수치로 이상 여부를 알 수 없다. 그러다 인슐린 분비 기능이 아예 망가져 혈당이 조절되지 않는 상태가 돼서야 고혈당 진단과 당뇨병 진단을 받는 사례가 흔하다.

특히 젊은 사람들의 경우 당뇨병이나 혈당 조절에 대한 관심이 부족해 이미 인슐린의 수명이 줄어들고 있음에도 인지조차 못하기 십상이다. 잘못된 생활습관으로 인해 인슐린 수명이 빠르게 줄어들고 있는 것은 아닌지, 이미 인슐린 기능에 이상이 찾아온 것은 아닌지 확인해보자.

인슐린 수명을 확인하기 위해선 기본적으로 혈액 내 혈당이 잘 조절되고 있는지 확인하는 공복 혈당과 식후 혈당 검사, 그리고 혈당이 정상적으로 조절되더라도 인슐린 기능 이상을 확인하기 위한 인슐린 저항성 검사를 받아야 한다. 모두 간단한 혈액검사로 판단할 수 있다. 보다 정확한 진단을 위해선 공복시 혈액검사, 식후 2시간 혈당과 인슐린 저항성 검사를 함께 해보는 것이 좋다. 공복시에는 혈당 조절과 인슐린 기능에 이상이 없어도 식후에 인슐린이 필요 이상으로 과도하게 분비되거나 혈당이 떨어지는 데 시간이 오래 걸리는 경우가 많기 때문이다. 이 경우 역시 인슐린 수명이 줄어들고 있다는 신호이며 동시에 당뇨병 발병 위험도 높아진다.

정상 혈당 수치	8시간 공복 혈당 100mg/dl 미만 정상, 126mg/dl 이상일 경우 당뇨병 진단
	식후 2시간 혈당 140mg/dl 미만 정상, 200mg/dl 이상일 경우 당뇨병 진단
	공복 혈당이 정상이어도 식후 2시간 혈당이 200mg/dl 이상이면 당뇨병 진단
정상 인슐린 저항성	수식 계산을 통해 산출되는 수치로 인슐린 저항성 수치 2 이하가 정상

조민희 인슐린 검사 결과

혈당	91
인슐린 저항성	1.14

변우민 인슐린 검사 결과

혈당	91
인슐린 저항성	1.16

* 인슐린 저항성 기준 2ng/ml * 공복 혈당 정상수치 70~100mg/dl

몸신 가족 가운데 인슐린 수명이 가장 긴 주인공은 변우민과 조민희였다. 두 사람 모두 8시간 공복 혈당이 91mg/dl로 정상을 유지하고 있다. 2 이하가 정상인 인슐린 저항성 수치 역시 변우민은 1.16, 조민희는 1.14로 두 사람 모두 정상이다. 다만 변우민은 콜레스테롤 수치가 높아 추후 혈당 조절과 천연 인슐린 수명을 늘리는 관리가 필요한 상태였다.

이용식 인슐린 검사 결과

혈당	113
인슐린 저항성	3.31

* 인슐린 저항성 기준 2ng/ml
* 공복 혈당 정상수치 70~100mg/dl

이용식은 8시간 공복 혈당 수치가 113mg/dl로 정상 기준 100mg/dl보다 약간 높은 고혈당 상태였다. 인슐린 저항성 역시 정상 2보다 높은 3.31로 인슐린이 과다 분비되고 있는 것으로 확인됐다. 적은 양의 음식을 먹어도 인슐린이 다량 분비되도록 이미 세팅이 시작된 상태인 만큼 적극적인 관리가 필요하다. 불필요하게 많은 양의 인슐린이 분비되면 당을 지방으로 축적시켜 복부 비만이 더욱 심해질 수 있다. 또 심혈관 질환을 가지고 있어 혈관 질환에도 취약하므로 인슐린 수명 관리에도 최선을 다해야 한다.

혹시 나도? 인슐린 기능 이상 자가진단법

혈당이 정상이어도 인슐린 기능에 이상이 있을 수 있음을 잊지 말자. 같은 양의 밥을 먹어도 인슐린 기능이 떨어져 많은 양의 인슐린이 소모되는 인슐린 저항성의 경우 혈당 검사만으론 알 수 없다. 평소 혈당이 정상이어도 아래 항목 가운데 3가지 이상에 해당하면 병원을 찾아 인슐린 기능을 확인해야 한다. 특히 3~5번의 경우 인슐린 저항성이 생기면 흔히 나타나는 증상인 만큼 주의 깊게 살펴보자.

1. 밥, 빵, 면, 과자 등의 음식을 먹지 않으면 집중이 안 된다.

2. 습관적으로 단 음식을 찾거나 단 음식이 있으면 배가 불러도 꼭 먹는다.

3. 종종 참을 수 없는 허기를 느껴 급히 음식을 찾아 먹는다.

4. 식사 직후 급격히 졸렸다가 다시 괜찮아지는 일이 반복된다.

5. 식후 심장이 뛰거나, 오히려 힘이 빠지고 더 피곤함을 느낀다.

6. 다이어트를 해도 쉽게 살이 빠지지 않고 금세 살이 찐다.

7. 최근 들어 복부나 옆구리 살이 집중적으로 늘고 있다.

8. 목, 가슴, 유방, 사타구니, 팔 안쪽의 피부가 늘어진다.

9. 여성의 경우 생리주기가 불규칙해지며 남성의 경우 또래에 비해 탈모가 빨리 시작된다.

10. 혈당, 혈압, 콜레스테롤 수치 중 하나가 정상 범위를 벗어난다.

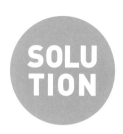

혈당을 낮추는
인슐린 장수 밥상

내 몸의 인슐린은 최대한 아껴 쓰면서 혈당은 알아서 조절해주는 비결이 있다. 그 비결이 약물도 아니요, 주사도 아닌 우리가 늘 즐겨 먹는 '밥'에 있다면? 밥 하나만 바꿨을 뿐인데 혈당이 조절된다? 믿기 힘들겠지만 사실이다. 건강한 사람들은 음식물 섭취 후 사용되는 인슐린의 양을 줄일 수 있어 인슐린 수명을 늘리는 데 도움이 되고, 이미 인슐린 기능이 떨어져 약물이나 주사로 혈당을 조절하고 있는 당뇨병 환자들의 경우에도 이 밥으로 혈당 조절에 도움을 받을 수 있다. 이 밥의 정체에 대해 알아보자.

밥 하나만 바꿔도 혈당이 조절된다

우리가 먹는 음식 중 가장 많은 당을 가지고 있는 게 바로 탄수화물이다. 탄수화물 섭취가 혈당을 올리고 인슐린을 다량 분비케 하는 주된 원인이다. 한국인이 가장 많이 섭취하는 탄수화물은 단연 밥이다.

밥이 주식인 한국인의 경우 이 밥을 어떻게 먹느냐에 따라 인슐린의 수명을 줄일 수도, 늘릴 수도 있다. 같은 양의 밥을 먹어도 백미는 물론 현미밥보다도 인슐린 사용량은 적으면서 혈당은 조절되는 밥이 있다. 다른 음식을 모두 똑같이 먹어도 밥상 위의 밥 하나만 바꿔 혈당을 조절할 수 있다는 뜻이다.

바로 인슐린 장수 밥상의 주인공, 콩기름 찬밥이다. 콩기름 찬밥이 혈당을 낮추는 효과를 내는 것은 저항 전분이라는 성분 때문이다. 저항 전분은 소화에 저항하는 성분으로 소화 흡수를 더디게 만들어주는 특징이 있다. 찬밥을 먹으면 갓 지은 따뜻한 밥보다 소화가 잘되지 않기 마련인데 찬밥에는 소화가 잘되지 않는 저항 전분이 3배 많기 때문이다. 대개 따뜻한 밥은 위에서 소화가 이뤄지고 포도당으로 전환돼 혈액 속에 뒤섞인다. 반면 찬밥은 위에서 소화 흡수가 이뤄지지 않고 소장을 거쳐 대장에서도 일부만 흡수된다. 그만큼 소화 흡수가 느려 인슐린 분비량은 줄고, 혈당은 서서히 오른다.

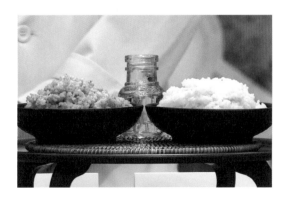

콩기름 찬밥
일반 밥은 위에서 소화 흡수가 이뤄져 대개 1~2시간 내에 소화가 되지만, 저항 전분이 많은 콩기름 찬밥은 위와 소장을 거쳐 대장에 이르러서야 일부가 소화 흡수돼 5~6시간에 걸쳐 천천히 소화가 이뤄진다. 이로 인해 혈당은 천천히 올라 인슐린을 아껴 쓸 수 있다.

당뇨병 환자들이 잡곡밥이나 현미밥을 먹는 것도 잡곡과 현미에 저항 전분이 많기 때문이다. 콩기름 찬밥에는 잡곡밥이나 현미밥보다 저항 전분이 더 많아 혈당을 잡는 효과가 크다. 콩기름 찬밥은 밥을 지을 때 콩기름으로 밥알을 코팅해 저항 전분을 2배 높여주기 때문이다. 실제 당뇨병으로 혈당 조절이 잘되지 않는 방청 실험단에게 일주일간 콩기름 찬밥을 먹인 결과 전원 혈당이 떨어지는 놀라운 결과를 확인했다. 다른 음식 조절은 일절 하지 않은 채 밥만 바꾼 결과였다. 내 몸의 인슐린을 아껴 쓰는 콩기름 찬밥의 놀라운 힘! 직접 체험해보자.

밥 종류에 따른 저항 전분 성분

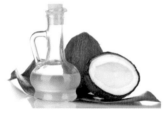

코코넛유 찬밥의 저항 전분 1.93% 〈 참기름 찬밥 2.94% 〈 콩기름 찬밥 3.17%

스리랑카의 한 연구 팀이 안남미에 코코넛유를 넣어 만든 찬밥이 저항 전분으로 인해 혈당을 낮추고 다이어트에 도움이 된다는 연구 발표를 한 이후, 저항 전분에 대한 다양한 실험이 이뤄졌다. 그 결과 여러 가지 기름 가운데서도 콩기름을 넣은 찬밥이 저항 전분의 성분이 높아 효과가 가장 큰 것으로 나타났다.

잠깐! 모든 찬밥이 혈당을 낮추진 않아요

모든 찬밥에 저항 전분이 생기는 것은 아니다. 찰밥, 현미찰밥, 차조 등에는 녹말을 분해하는 아밀라아제 성분이 없어서 저항 전분이 만들어지지 않는다. 따라서 이들 곡물을 이용해 찬밥을 만들어도 혈당을 낮추는 데는 도움이 되지 않는다. 인슐린 장수 밥상인 콩기름 찬밥을 만들 때는 현미나 백미를 이용하는 것이 좋다.

혈당을 낮춰주는 '콩기름 찬밥' 만들기

재료 : 백미 혹은 현미, 콩기름(4인 기준 1큰술)

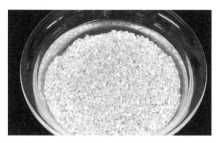

① 현미 또는 백미를 사용한다. 현미의 경우 반나절 미리 물에 불려둔다.

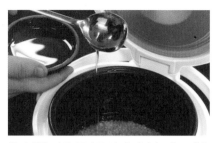

② 4인분 기준 콩기름 한 순가락을 넣고 밥을 짓는다.

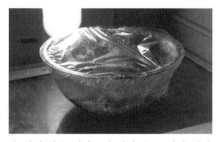

③ 다된 밥을 냉장고에 넣어 6~12시간 식힌다.

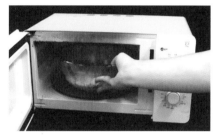

④ 먹기 전 전자레인지에 1~2분가량 데운다.

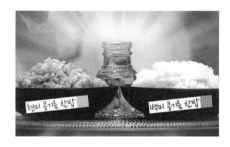

⑤ 현미 콩기름 찬밥, 백미 콩기름 찬밥 완성.

TIP 1. 저항 전분이 잘 만들어지는 온도는 1~4℃로 찬밥을 만들 땐 반드시 냉동고가 아닌 냉장고에 넣어 식힌다.
2. 콩기름 찬밥을 전자레인지에 데워 먹을 때 뜨겁게 데우면 만들어진 저항 전분이 사라질 수 있으니 차갑지 않을 정도로 1~2분 정도만 데워 먹는다.
3. 소화 흡수가 느린 만큼 천천히 꼭꼭 씹어 먹는다. 평소 소화가 잘되지 않거나, 위장관이 약한 사람들은 소화불량이 생길 수 있으니 콩기름 찬밥 섭취에 주의한다.

콩기름 찬밥의 효과

콩기름 찬밥은 실제 혈당 관리에 어느 정도나 효과가 있을까? 몸신 제작 팀은 몸신 주치의 박민수 원장과 함께 혈당 관리가 필요한 방청 실험단 5인에게 일주일간 콩기름 찬밥을 먹이며 혈당 변화를 관찰했다. 실험 참가자들이 평소 현미밥을 먹는 경우엔 현미 콩기름 찬밥을, 백미를 먹는 경우엔 백미 콩기름 찬밥을 먹도록 했으며 밥만 바꿨을 뿐, 약 복용이나 다른 식습관은 모두 평소와 동일한 상태로 유지했다. 그 결과 놀랍게도 5인 전원 공복 혈당과 식후 혈당이 모두 떨어지는 효과를 나타냈다.

5인의 콩기름 찬밥 원정단

참가자		특이사항	공복 혈당	식후 혈당
	이계향 (47세)	당뇨 5년 차로 식습관을 조절하고 있어도 혈당 조절이 잘되지 않음	228	254
		당뇨 약 복용 중, 평소 현미밥으로 식사		
	이인주 (55세)	당뇨 5년 차, 현미밥으로 식습관 조절 중이지만 혈당 수치가 높음	139	241
		당뇨 약 복용 중, 평소 현미밥으로 식사		
	김정순 (67세)	당뇨 3년 차, 식후 혈당 조절이 잘되지 않음	117	221
		당뇨 약 복용 중, 평소 현미밥으로 식사		
	김창환 (50세)	3개월 전 고혈당 진단	184	298
		약 복용은 하지 않음, 평소 백미로 식사		
	강수철 (47세)	1년 전 간경화 합병증으로 인한 당뇨 진단 후 저혈당 쇼크로 위험한 상태 경험	184	298
		약 복용은 하지 않음, 평소 백미로 식사		

당뇨 5년 차로 약 복용 중인 이계향 씨의 실험 결과

	Before	After	
공복 혈당	228	127	−101mg/dl
식후 혈당	254	138	−116mg/dl(정상 수치)

이계향 씨의 경우 1주일간 체중도 2kg 감량해 놀라움을 주었다.

 당뇨 5년 차로 약 복용 중인 이인주 씨의 실험 결과

	Before	After	
공복 혈당	139	95	−44mg/dl(정상 수치)

이인주의 현미 콩기름 찬밥 섭취 일주일간의 공복 혈당 변화

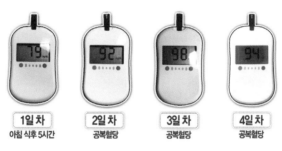

식후 혈당	241	159	−82mg/dl(정상 수치)

이인주의 현미 콩기름 찬밥 섭취 일주일간의 식후 혈당 변화

이인주 씨의 경우 평소 현미밥 위주로 식사해도 조절되지 않던 혈당이 콩기름 찬밥 섭취 이후 공복 혈당과 식후 혈당이 모두 정상 수치로 나타났다. 일주일간 매일 측정한 혈당 변화에서도 공복 혈당과 식후 혈당 모두 안정적으로 조절되고 있었다.

당뇨 3년 차로 약 복용 중인 김정순 씨의 실험 결과

	Before	After	
공복 혈당	117	109	−8mg/dl
식후 혈당	221	107	−114mg/dl(정상 수치)

김정순 씨의 경우 마지막 날 혈당 측정 전 약물 복용을 잊어버려 콩기름 찬밥을 섭취하지 못했음에도 혈당 수치가 정상으로 나왔다.

▷ 일주일간의 콩기름 찬밥 실험 결과 – 백미 콩기름 찬밥 팀

평소 백미를 먹는 참가자들에게는 백미에 콩기름을 넣은 찬밥을 먹도록 했다. 현미가 아닌 백미 콩기름 찬밥도 효과가 있는지 알아보기 위해서였다. 결과는 백미 콩기름 찬밥 역시 혈당 조절 능력이 있는 것으로 밝혀졌다.

강수철 씨의 실험 결과

	Before	After	
공복 혈당	184	159	−25mg/dl
식후 혈당	298	152	−146mg/dl

강수철 씨의 경우 콩기름 찬밥 실험 과정에서 식후 혈당이 많이 떨어지는 효과를 얻었으나 혈당 관리는 아직 불안정한 상태였다. 몸신 주치의 박민수 원장은 강수철 씨의 경우 간경화로 인한 합병증에서 비롯된 당뇨 질환이어서 일주일간의 실험이 부족할 수 있다며 장기적인 콩기름 찬밥 섭취를 권했다.

 김창환 씨의 실험 결과

	Before	After	
공복 혈당	174	101	−73mg/dl(정상 수치)

김창환의 백미 콩기름 찬밥 섭취 일주일간의 공복 혈당 변화

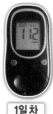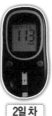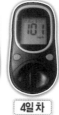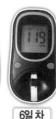

1일차	2일차	3일차	4일차	5일차	6일차
공복혈당	공복혈당	공복혈당	공복혈당	공복혈당	공복혈당

식후 혈당	147	98	−49mg/dl(정상 수치)

김창환의 백미 콩기름 찬밥 섭취 일주일간의 식후 혈당 변화

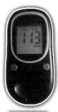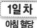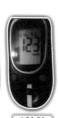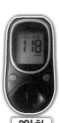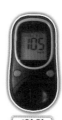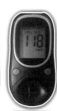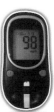

1일차	2일차	3일차	4일차	5일차	6일차
아침 혈당	아침 혈당	아침 식후	아침 혈당	아침 식후	아침 식후

3개월 전 우연히 고혈당임을 확인하고 실험에 참가한 김창환 씨의 경우 당뇨 초기인 만큼 콩기름 찬밥의 효과가 컸다. 대개 당뇨 초기엔 6개월간의 식습관 관리 후 혈당이 조절되지 않으면 약물 복용을 권한다. 김창환 씨는 약물에 의존하기 전에 콩기름 찬밥을 통한 식사 관리로 혈당을 조절할 수 있게 되었으므로 인슐린의 수명을 늘릴 가능성도 높다고 할 수 있다.

콩기름 찬밥, 이렇게 먹어요

- 약물을 복용하거나 인슐린 주사를 맞는 경우 임의로 중단하면 절대 안된다.
  반드시 투약과 콩기름 찬밥을 병행하고, 혈당 수치 변화를 기록해 주치의와 상의하는 것이 안전하다.
- 아무리 저항 전분이 많은 콩기름 찬밥도 많이 먹으면 혈당 수치는 올라간다. 콩기름 찬밥은 포만감이 오래 유지되므로 2/3 공기를 천천히 섭취하도록 한다.
- 당뇨병이 있는 경우 영양소가 골고루 포함된 식사가 중요하다. 콩기름 찬밥과 함께 다양한 반찬으로 균형 잡힌 식사를 해야 한다.
- 콩기름 찬밥은 만병통치약이 아니다. 생활습관을 바꿔주는 보조요법인 만큼 식습관 관리와 운동 등을 게을리 하면 안된다. 적절한 운동, 규칙적인 약물 복용, 식습관 관리를 반드시 병행한다.

인슐린 수명 늘리는 거꾸로 밥상

인슐린의 수명을 연장하려면 먹는 음식의 종류도 중요하지만 음식을 먹는 방법도 중요하다. 당뇨병과 관련한 식사요법이라면 복잡하고 어려운 것으로 생각하는 이들이 많은데, 박민수 원장이 소개하는 거꾸로 밥상은 밥과 반찬의 순서만 바꿔 먹으면 되는 간단한 식사법이다.

식사를 할 때 보통은 밥을 먼저 먹고 반찬을 나중에 먹지만 거꾸로 밥상에서는 반찬을 먼저 먹고 밥을 먹는다. 채소와 단백질로 구성된 반찬을 먼저 먹고 탄소화물로 구성된 밥을 먹으면 포만감이 생겨 전체 식사량을 줄이는 데 도움이 될 뿐 아니라 탄수화물을 먼저 먹을 때보다 인슐린의 분비량을 줄이고 분비 속도를 늦춰 인슐린을 낭비할 위험이 줄어든다. 박 원장은 실제 이 식사법으로 체중은 74kg에서 62kg으로, 허리둘레는 36인치에서 30인치로 줄이는 효과를 봤다. 거꾸로 밥상을 실천하는 요령은 다음과 같다.

1. 채소 반찬 한 젓가락과 단백질 반찬 한 젓가락을 먹은 후 밥 한 술을 뜬다.
2. 다시 채소 반찬 한 젓가락과 지방이 포함된 반찬 한 젓가락을 먹은 후 밥 한 술을 뜬다.
3. 1번과 2번 과정을 반복하면서 천천히 식사한다.

TIP 1. 식사 시간은 최소 15분 이상은 돼야 한다. 음식을 먹기 시작하고 15분쯤은 지나야 뇌 속의 포만중추가 자극돼 포만감을 느끼고 식사를 그만둘 수 있기 때문이다. 그러니 빠른 시간 안에 너무 많은 양을 먹지 않도록 조금씩 천천히 먹는 것이 중요하다.
2. 젓가락으로 먹으면 밥 양을 줄이고 나트륨이 많이 포함된 국물 섭취량도 줄일 수 있다.
3. 음식을 먹고 난 후 젓가락을 잠시 내려놓는 습관을 들이면 식사 시간을 늘리는 데 효과적이다.

생명의 파이프라인
'모세혈관' 살리는 밥상

그물망 혈관,
모세혈관이 살아야 내 몸이 산다

온몸 구석구석을 타고 도는 촘촘한 생명의 파이프라인이 있다. 바로 모세혈관이다. 모세(毛細)혈관은 그 이름에서 보듯 털처럼 가느다란 혈관을 말하는데, 동맥과 정맥을 그물망처럼 연결해 큰 혈관이 가지 못하는 구석구석 혈액을 공급한다. 실제 모세혈관의 굵기는 10㎛(마이크로미터)로 머리카락 굵기의 10분의 1 수준이다. 적혈구 하나가 겨우 빠져나갈 정도로 미세한 혈관이 그물망처럼 촘촘하게 얽혀 전신의 90% 면적을 타고 돌며 머리끝부터 발끝, 손끝, 세포 조직 하나하나에 혈액을 공급하고 노폐물을 실어 나른다.

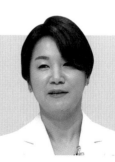

몸신 주치의 김현숙 순천향대학교 류머티즘 내과 교수
손톱 모세혈관 관련 연구를 진행하고 논문을 발표했으며 2008년 류머티즘학회 학술상, 2012년 일본 류머티즘학회 'Young Investigator Award'를 수상했다.

그러므로 모세혈관의 혈액순환이 제대로 이뤄지지 않으면 탈모, 두피 염증에 서부터 손발 괴사, 피부 질환은 물론 콩팥 기능 이상으로 인한 만성신부전 등 말 그대로 머리끝부터 발끝까지 모세혈관이 있는 곳 어디에서나 질환이 발생할 수 있다. 뿐만 아니라 심혈관 질환이나, 뇌졸중, 동맥경화 질환처럼 큰 혈관에 문제가 발생하기 전에 가느다란 모세혈관에서 먼저 이상 징후가 나타날 수 있어 모세혈관을 두고 전신 건강을 들여다보는 창문이라고도 한다.

모세혈관을 잘 들여다 보면 내 몸에 어떤 질환이 발생할 수 있는지 예측하고 예방할 수 있다는 뜻이다. 온몸을 구석구석 타고 도는 생명의 파이프라인! 머리카락보다 가늘고 얇은 그물망 혈관, 모세혈관을 통해 전신 건강을 챙겨보자.

우리 몸의 모세혈관

모세혈관은 우리 몸 면적의 90%에 혈액을 공급한다. 동맥과 정맥처럼 큰 혈관이 가지 못하는 세포와 조직까지 영양소를 공급하고 노폐물을 제거하기 위해 털처럼 가늘고 촘촘하게 뻗어 있다. 보통 머리카락 굵기가 0.1mm인데, 굵은 모세혈관이 머리카락 굵기의 10분의 1인 0.01mm에 해당된다.

잠깐! 모세혈관과 말초혈관은 같은 말인가요?

모세혈관 : 혈관 굵기에 따른 분류로 전신에 분포하면서 동맥과 정맥을 연결하는 혈관이다.

말초혈관 : 혈관 위치에 따른 분류로 심장에서 멀리 떨어진 곳에 위치하는 혈관. 모세혈관이 다수 분포돼 있다.

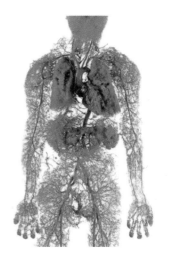

내 몸의 골목길! 모세혈관을 청소하라

모세혈관이 하는 일은 크게 두 가지다. 첫째, 동맥과 정맥 사이를 오가며 세포에 영양소를 배달하고 노폐물을 수거한다. 각 가정으로 물건을 배송하고 반품해야 할 물건을 수거하는 택배 시스템과 유사하다고 보면 된다.

택배 차량이 다니는 큰 도로가 동맥과 정맥이라면 집 앞까지 이어진 골목길이 바로 모세혈관이다. 이 골목길에 문제가 생겨 길이 끊기거나 오수가 넘치면 택배 차량이 집 앞까지 빠르게 당도하지 못하는 것처럼 모세혈관이 깨끗하지 못하고 혈액순환도 원활치 않으면 동맥을 타고 온 혈액이 세포와 조직에 영양소를 제대로 공급하지 못하게 된다. 또 세포와 조직으로부터 노폐물을 제대로 실어 나르지도 못하게 되면서 몸 곳곳에 노폐물이 쌓이기 시작한다.

둘째, 내 몸의 건강을 들여다보는 창문 역할을 한다. 창문을 통해 집안을 들여다보듯 모세혈관을 통해 건강상태를 점검하고 중증 질환까지 예측할 수 있기 때문이다. 세포와 조직 사이사이까지 영양소를 공급하기 위해 모세혈

모세혈관

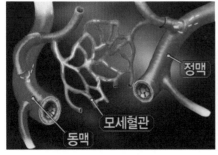
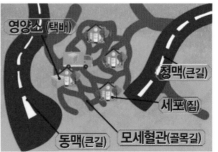

관은 적혈구 하나가 겨우 빠져나갈 정도로 얇고 가늘어서 혈액이 몹시 더디게 흐른다. 이로 인해 우리 몸 어딘가에 이상이 생기면 혈액의 흐름이 느린 모세혈관에서 가장 먼저 혈액 정체 현상이 나타나면서 문제가 발생한다.

고지혈증, 동맥경화, 고혈압, 당뇨로 인한 합병증, 심혈관 질환, 루푸스, 류머티즘 등 중증 면역계 질환은 물론 만성신부전과 같은 혈관염증 질환 등 모세혈관을 통해 이상 여부를 확인할 수 있는 질환은 다양하다.

손톱 아래 모세혈관 현미경 촬영 사진(조갑주름 모세혈관 검사)

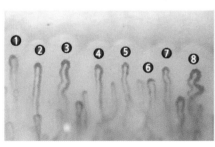
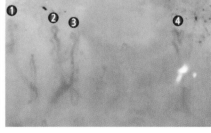

| 정상 모세혈관 | 비정상 모세혈관 |

손톱 아래 모세혈관을 현미경으로 100배 확대한 사진이다. 건강한 사람의 모세혈관은 왼쪽 사진처럼 혈액순환이 원활해 선명하게 붉은 혈관이 관찰되지만, 건강하지 못한 사람의 경우 오른쪽 사진처럼 혈액이 희미하게 흐르거나, 아예 혈액 공급이 되지 않아 혈관이 보이지 않는 모습을 확인할 수 있다.

모세혈관으로 확인 가능한 전신 질환

1. **혈관 질환** : 고지혈증, 동맥경화, 고혈압, 심혈관 질환, 뇌혈관 질환 등 큰 혈관 질환의 발병 위험이 생기면 모세혈관의 순환이 제대로 이뤄지지 않는다.

2. **당뇨로 인한 합병증, 만성신부전, 혈관염증 질환** : 모세혈관이 가장 많이 모여 있는 신장의 사구체 질환 및 당뇨망막증, 족부괴사 등 대개의 당뇨 합병증이 혈관 질환과 연결돼 있어 모세혈관을 통해 이들 질환의 발병 위험을 예측할 수 있다.

   당뇨망막증 모세혈관이 가장 많이 모여 있는 망막의 경우, 모세혈관의 혈액 공급이 원활하지 않으면 시신경에 영양소가 공급되지 않아 실명 위험이 높아진다.

   당뇨병성 족부괴사 손끝, 발끝 등 말초 모세혈관은 혈액순환이 잘되지 않으면 가장 먼저 막히기 쉬운 부위다. 이곳의 모세혈관이 제 기능을 하지 못해 영양이 공급되지 않으면 피부 세포 조직이 괴사할 수 있다.

   만성신부전 노폐물을 걸러주는 신장의 사구체는 그 자체가 모세혈관 덩어리로, 모세혈관에 문제가 생기면 신장이 제 기능을 하지 못하는 만성신부전이 발생하는 등 모세혈관 건강이 곧 질환 발병과 직결되는 중요한 신체 부위다.

3. **전신경화증 및 중증 면역계 질환의 조기진단** : 전신경화증, 루푸스, 쇼그렌증후군, 기타 류머티즘 질환은 혈관의 염증과 내피세포 이상이 증상으로 나타날 수 있고, 특히 전신경화증은 모세혈관의 이상 여부로 발병에 대한 조기 예측이 가능하다.

4. **수족 냉증** : 손발의 모세혈관 순환이 제대로 이뤄지지 않으면 따뜻한 혈액이 공급되지 않아 손발이 차가운 수족 냉증을 느낄 수 있다. 흔히 수족 냉증이라고 하면 갱년기 증상 정도로 가볍게 여길 수 있지만, 이는 내 몸의 모세혈관 순환이 원활하지 않다는 신호일 수 있는 만큼 주의가 필요하다.

5. **레이노증후군** : 스트레스나 추위에 노출되면 혈관이 급격히 수축하면서 혈액이 공급되지 않아 손끝, 발끝의 온도가 떨어지고 색이 변하는 질환이다. 수족 냉증은 주변 온도와 상관없이 손발이 차가운 증상이 나타나는 반면 레이노증후군은 온도가 떨어지는 겨울에 손발이 차갑고 색이 창백해지거나 파랗게 바뀌는 증상을 동반한다. 이때 손끝이 저린 증상이나 통증이 나타날 수 있다. 방치할 경우 손끝, 발끝에 영양이 공급되지 않아 피부 조직이 괴사해 손끝, 발끝 등이 저절로 절단될 수도 있다.

손톱으로 들여다 보는 모세혈관

우리 몸에는 모세혈관을 육안으로 직접 확인할 수 있는 곳이 있다. 바로 모세혈관이 가장 많이 모여 있으면서 관찰이 쉬운 손톱 아랫부분이다. 손톱 경계선 부위를 현미경으로 100~200배 확대하면 모세혈관의 모양과 혈액순환 상태를 확인할 수 있으며 이를 통해 전신 건강의 이상 여부도 어느 정도 확인할 수 있다. 몸신 가족 역시 이 방법을 통해 자신의 모세혈관을 직접 관찰했다.

손발 차가우면 무조건 수족 냉증? 레이노증후군은 아닌지 확인해보세요

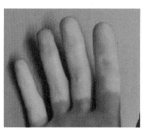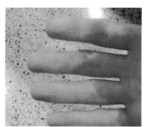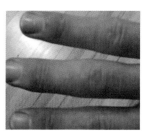

레이노증후군은 인구의 약 10%에서 발병하는 질환으로 손가락이나 발가락 혈관의 이상으로 온도가 차가워지면 모세혈관이 급격히 수축하면서 혈액공급이 되지 않아 색조가 바뀐다. 손발의 온도만 떨어지는 수족 냉증과 달리 레이노증후군은 손발이 창백해지거나 파랗게 변하는 등 색조의 변화가 나타난다. 또 수족 냉증은 계절 및 주변 온도와 상관없이 손발이 차가운 증상을 보이는 반면, 레이노증후군은 겨울에만 증상이 나타나고 따뜻한 실내에서는 증상이 완화되는 특징이 있다.

손톱 모세혈관 검사

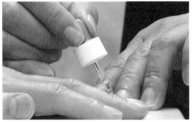
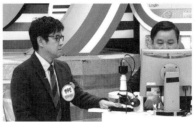

손톱이 시작되는 경계선 부위에 현미경 오일을 바르고 현미경을 100~200배로 확대해 모세혈관을 관찰하는 검사로 1~2분 내에 모세혈관의 모양, 혈류량 및 혈류 속도를 관찰할 수 있다. 이를 통해 혈관 질환 및 면역계 질환 등의 발병위험을 예측할 수 있다. 단, 이 검사는 정밀한 진단이 아닌 1차적인 위험성 여부를 유추해보는 검사이므로 절대적인 진단 기준이 되진 않는다.

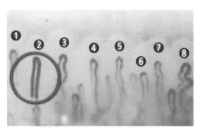

확인해야 할 3가지

1 혈관 끝 모양이 U자를 뒤집어놓은 머리핀 모양으로 선명해야 정상이다.

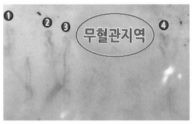

2 손톱 경계선의 폭 1mm당 모세혈관의 숫자가 8~9개 있어야 정상이다.

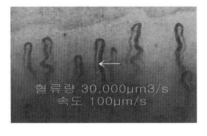

3 혈류량이 초당 10,000~30,000μm3/s 이어야 정상이다. 혈류 속도가 느리면 혈류량도 함께 감소해 영양 공급이 제대로 이뤄지지 않는다.

모세혈관으로 들여다보는 전신 질환

당뇨병 환자의 경우 혈액순환이 제대로 이뤄지지 않아 모세혈관이 흐릿하고 무혈관 지역이 많은 것이 특징이다. 이런 혈관에서는 실제 통증과 손발 저림 증상이 나타난다.

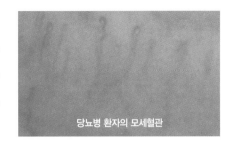

당뇨병 환자의 모세혈관

흡연자의 경우 혈관이 수축하면서 혈액 공급이 원활치 않기 때문에 혈관이 혈액을 공급하기 위해 구불구불하게 변화하는 특징을 보인다. 물길이 막히면 주변으로 구불구불 돌아

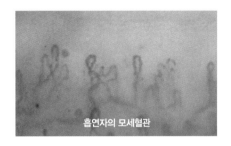

흡연자의 모세혈관

나가는 것처럼 혈액을 공급하기 위해 원래의 혈관 길이 아닌 주변으로 휘어 돌아가면서 나타나는 현상이다.

혈관염이 있는 경우 혈관은 선명하지만 혈관 끝에 불규칙하게 구불거리는 모양이 나타난다. 레이노증후군이 있는 경우 혈관 벽의 염증으로 모세혈관이 비정상적으로 굵어지고, 혈관 출혈로 인해 빨간 점 모양의 출혈 흔적을 확인할 수 있다.

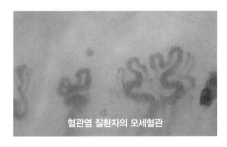

혈관염 질환자의 모세혈관

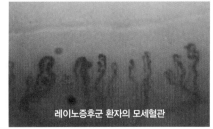

레이노증후군 환자의 모세혈관

변우민의 손톱 모세혈관

모양	헤어핀 모양이 있지만 구불거리는 상태
개수	폭 1mm당 모세혈관 9개로 정상
혈류량	22167μm3/s(혈류 속도 143)

변우민의 경우 손톱 폭 1mm당 혈관 개수가 9개로 정상이며, 혈관 끝에 헤어핀 모양이 보이지만 전체적으로 약간 구불거리며 휘어진 것을 볼 수 있다. 이는 흡연자의 전형적인 혈관 모양이다. 변우민은 현재 금연 중이지만 수십 년간의 흡연으로 인해 그 흔적이 혈관에 남아 있는 것을 확인할 수 있다. 하지만 혈류량이 22,167μm3/s(정상 기준 10,000~30,000μm3/s)으로 정상 범위에 있어 비교적 양호한 상태다. 지금처럼 금연을 계속 유지하며 꾸준히 건강관리를 해나간다면 모세혈관은 물론 전신 혈관 건강에도 청신호가 켜질 수 있다.

이계인의 손톱 모세혈관

출혈 흔적

모양	혈관이 비정상적으로 굵고 구불거리며 출혈 흔적 발견
개수	폭 1mm당 8개로 정상
혈류량	33927μm3/s(혈류 속도 30)

이계인의 경우 모세혈관의 숫자는 8개로 정상이지만 혈관이 비정상적으로 굵고 구불거린다. 혈관이 굵어져 있다는 것은 혈관 내피세포에 염증이 발생해 부풀어 오른 증상으로, 강력한 염증 작용이 일어나고 있다는 뜻이다. 이런 염증 작용으로 인해 혈관이 부풀어 올라 터진 출혈의 흔적까지 확인된 경우 4년 이내 혈관 및 면역 질환 발병 위험이 10배 이상 높아진다고 알려져 있다. 이계인은 혈류량 역시 3,392μm3/s로 정상 기준 1만보다 낮아 고혈압 및 고지혈증이 의심되는 상황이므로 혈관 건강을 위해 적극적인 관리가 필요하다.

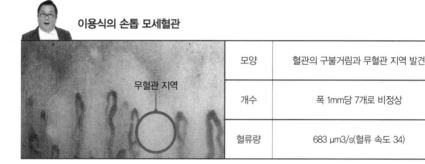

이용식의 손톱 모세혈관

모양	혈관의 구불거림과 무혈관 지역 발견
개수	폭 1mm당 7개로 비정상
혈류량	683 μm3/s(혈류 속도 34)

심근경색으로 치료를 받고 있는 이용식은 모세혈관에서도 심장 질환의 흔적을 엿볼 수 있었다. 현재 혈관 질환 약물을 복용 중이지만 모세혈관의 개수 역시 부족하고 중간에 혈관이 아예 없는 무혈관 지역도 관찰됐다. 심근경색으로 인해 스텐트 시술을 받았지만 그 흔적이 모세혈관에 남아 있는 것이다. 또한 혈류 속도 역시 정상 기준 1만 μm3/s에 못 미치는 6,836μm3/s로 혈관은 굵지만 그 기능이 떨어져 있음을 확인할 수 있다. 현재 고지혈증 약을 복용하고 있음에도 모세혈관의 순환이 원활하지 않는 만큼 생활 습관을 보다 적극적으로 개선할 필요가 있다.

엄앵란의 왼쪽 손톱 모세혈관

모양	확인 불가
개수	확인 불가
혈류량	확인 불가

몸신 공식 혈관 미인 엄앵란의 경우 왼쪽 손톱에선 모세혈관을 찾아볼 수 없었다. 양쪽 손가락 모두 무혈관 지역이 많아 모세혈관이 관찰되지 않으면 심각한 당뇨, 심혈관 질환 및 당뇨병성 시력 저하가 우려되는 상황이지만, 다행히 오른쪽 손톱에서 모세혈관이 관찰됐다.

대개 나이가 들면 모세혈관의 개수가 줄어들고 혈액순환이 느려지므로 혈관 건강에 보다 신경 써야 한다.

엄앵란의 오른쪽 손톱 모세혈관 재검사

모양	혈관 충혈 및 약간 꼬임
개수	폭 1mm당 7개로 정상
혈류량	7,068μm3/s(혈류 속도 40)

엄앵란의 오른쪽 손톱 모세혈관 개수는 7개로 정상이지만 약간 꼬이고 구불거리는 모양과 함께 혈관 충혈 증상이 관찰됐다. 혈류량 역시 정상 기준인 1만 μm3/s에 못 미치는 7,068μm3/s로 꾸준한 혈관 건강 관리와 혈당 체크, 안구 질환 검진이 필요하다. 나이가 들수록 모세혈관의 숫자가 줄어들

고 혈관의 굵기도 가늘어지는 경향을 보이는데, 그렇다 해도 모세혈관의 개수가 6개 이하일 경우엔 반드시 보다 정밀한 혈관검사를 받아야 한다.

모세혈관 건강을 확인할 수 있는 자가진단법

손톱 모세혈관 현미경 검사를 하지 않고도 내 모세혈관의 건강을 확인할 수 있는 자가진단법을 소개한다. 모세혈관에 이상이 있는 경우 모세혈관 건강뿐 아니라 전신 혈관 건강에도 이상이 있을 수 있는 만큼 아래 문항 중 3개 이상에 해당할 경우 병원을 방문해 건강검진을 해야 한다.

1. 흡연을 한다.
2. 고혈압 및 고지혈증이 있는데 조절이 잘 되지 않는다.
3. 찬 곳에 있거나 스트레스를 받으면 손끝의 색깔이 변한다.
4. 손발이 차거나 시릴 때, 저리고 아픈 통증을 동반한다.
5. 손끝이나 피부 혈관이 자주 확장된다.
6. 피부에 비정상적인 멍이 자주 생긴다.

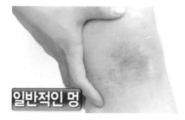
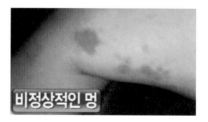

일반적으로 어딘가에 부딪혀 생기는 멍과 달리 모세혈관 이상으로 인한 멍은 점상 출혈이나 자반증과 같은 증상으로 나타나며 멍이 주로 다리 쪽에 생긴다. 이 경우 혈소판 이상이나 혈관 염증 질환을 의심해볼 수 있다.

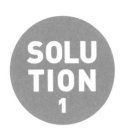

모세혈관을
통~하게 만드는 혈통차

막혀 있는 모세혈관을 머리끝부터 발끝까지 속 시원하게 뚫어주는 음식은 과
연 무엇일까?

그물망처럼 온몸을 타고 돌며 혈액을 공급하는 모세혈관을 깨끗하게 청소해
주고 혈액과 기운을 통하게 만들어주는 혈통차를 소개한다. 혈통차는 한의학
에서 모세혈관 순환에 탁월한 효능이 있는 것으로 알려진 세 가지의 자(子)
식품을 이용해 만든다. 불로초를 찾아다닌 중국 진시황제가 즐겨 섭취했다는
구기자와 항산화 기능이 뛰어나 노폐물이 쌓인 모세혈관을 깨끗하게 청소해

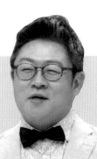

몸신 주치의 한진우 한의사

경희대학교 대학원에서 한의학 박사학위를 받은 한의학 전문의. 대한한의사협회
홍보이사를 역임했으며 현재는 인산한의원 원장으로 재직 중이다.

주는 혈관청소부 복분자, 막힌 기를 풀어주는 데 탁월한 효과를 가진 유자가 대표적인 자(子) 식품이다.

하루 한 잔, 혈(血)이 통(通)하게 만들어주는 혈통차로 모세혈관을 살려보자.

막힌 모세혈관 뚫어주는 혈통차

혈통차의 영양 성분

구기자 혈관을 튼튼하게 해주는 루틴이 풍부하게 함유돼 있어 모세혈관을 유연하게 만들어주고 콜레스테롤, 혈당, 혈압을 낮춰주는 효과가 있다. 예부터 구기자 뿌리를 통과한 물만 먹어도 오래 산다는 말이 있을 정도로 혈관 건강에 좋은 식품이다.

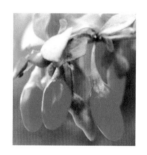

복분자 우리 몸의 유해산소를 제거하는 폴리페놀 성분이 와인보다 28% 많아 모세혈관의 이완을 돕는 데 효과적이다. 특히 비타민 C를 비롯해 안토시아닌 성분이 풍부해 혈관 질환을 유발하는 나쁜 콜레스테롤인 LDL 콜레스테롤의 산화를 막아주는 역할을 하며 혈전 생성을 줄여 혈관 건강에 큰 도움이 된다.

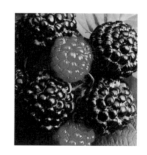

유자 한의학에선 예부터 막힌 기를 뚫어주는 약재로 유자를 쓰곤 했다. 유자의 리모넨과 펙틴 성분은 혈액순환을 촉진시켜 고혈압을 예방하는 데도 도움이 되는데 특히 유자, 레몬, 귤 등의 향긋한 향을 내는 리모넨 성분은 모세혈관의 내피세포가 산화돼 손상되는 것을 막아주는 역할을 한다. 또한 칼슘 함량도 높아 성장기 어린이의 골격 형성은 물론 중장년층의 골다공증 예방에도 도움이 된다. 유자에는 구연산과 비타민 C가 풍부해 천식, 감기 예방에도 탁월한 효과를 보인다.

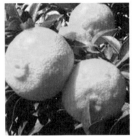

대추 『동의보감』,『향약집성방』 등 옛 문헌에 따르면 대추를 오래 먹으면 몸이 가벼워지며 늙지 않는다고 한다. 따뜻한 성질을 가진 대추는 혈액순환에 도움을 주는 약재로 사용돼 왔으며 소화력 증진, 수족 냉증에 도움을 준다. 또 대추의 비타민, 식이섬유, 플라보노이드, 미네랄 등은 노화를 방지하는 동시에 항암 효과가 있는 것으로 알려져 있다. 몸에 담즙이 많아지면 세균으로 인해 발암물질로 변하게 되는데, 대추의 식이섬유는 이런 발암물질을 흡착해 배출하는 등 해독작용에도 효과적이다.

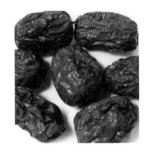

혈통차 만들기

재료 : 구기자, 복분자, 유자(유자청), 대추

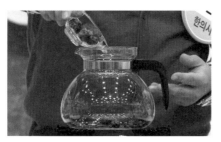

① 구기자 1인 기준 5g, 4인 기준 20g, 대추는 1인 기준 3알, 4인 기준 10~12알을 넣는다.

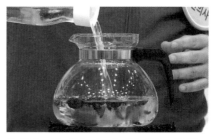

② 물을 1인 기준 250ml, 4인 기준 1L를 붓고 30분간 우린다.

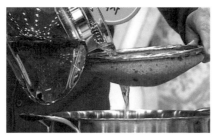

③ 대추와 구기자 우린 물을 거름망에 거른다.

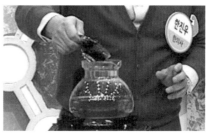

④ 우려낸 물에 복분자 1인 기준 10g, 4인 기준 40g을 넣는다.

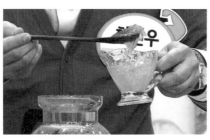

⑤ 마지막으로 유자청을 취향에 맞게 넣고 5분간 끓인다.

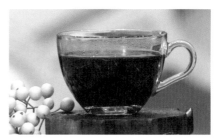

⑥ 모세혈관을 통하게 해주는 혈통차 완성.

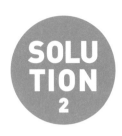

잠자는 모세혈관 깨워주는
토닥토닥 건강법

혈통차와 함께 내 몸의 막힌 모세혈관을 속 시원히 뚫어주는 건강법을 소개한다. 하루 5분 운동으로 잠자는 모세혈관을 깨워 혈액순환을 원활하게 해주는 운동법은 김남희 몸신이 10년 넘게 꾸준히 하고 있는 토닥토닥 건강법이다. 혈관에 염증이 생기는 희귀 난치성 질환인 베체트병으로 인해 뇌혈관까지 막힌 뇌경색에 걸려 죽을 고비를 넘긴 김남희 몸신은 토닥토닥 건강법을 꾸준히 실시한 이후 건강을 되찾아 제2의 인생을 살고 있다.

입안이 위궤양처럼 허는 혈관염증으로 인해 음식물조차 삼키기 힘들었으나 하루 5분 토닥토닥 건강법을 시작한 지 6개월 만에 염증이 서서히 가라앉기

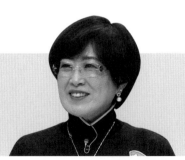

몸신 김남희
베체트병(전신 혈관염)과 뇌경색으로 고통 받다가 직접 만든
하루 5분 토닥토닥 건강법으로 건강을 되찾았다.

시작했다고 한다. 막힌 혈관을 풀어주고 전신 혈액순환을 원활하게 만들어준 몸신의 토닥토닥 건강법으로 모세혈관 건강을 되찾아보자.

하루 5분 토닥토닥 건강법

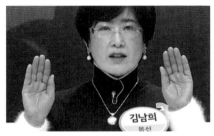

① 손바닥을 오목하게 공간을 만들어준다.

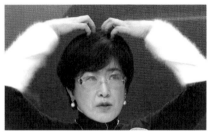

② 머리 위부터 손톱을 이용해 토닥토닥 두드린다.

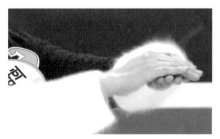

③ 손바닥으로 어깨부터 손등으로 내려오며 토닥토닥 두드린다.

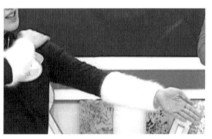

④ 팔을 뒤집어 손바닥부터 어깨까지 올라가며 토닥토닥 두드린다.

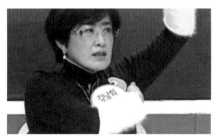

⑤ 팔을 들고 겨드랑이 부분을 토닥토닥 두드린다.

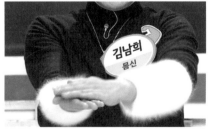

⑥ 반대쪽 팔 역시 어깨 → 손등 → 다시 어깨 → 겨드랑이 순으로 두드린다.

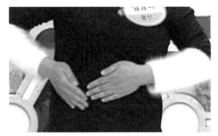
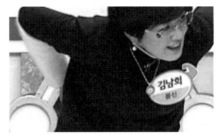

⑦ 복부 주변 → 허리 주변 → 엉덩이 주변 순으로 토닥토닥 두드린다.

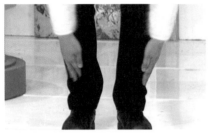
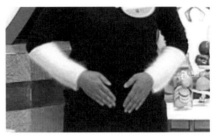

⑧ 다리 바깥쪽을 따라 허벅지 → 발목 쪽으로 두드리며 내려갔다가 다리 안쪽을 따라 발목 → 허벅지 쪽으로 올라오며 토닥토닥 두드린다.

⑨ 복부 주변을 토닥토닥 두드린다.

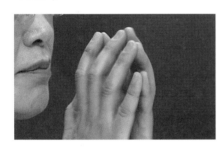

⑩ 마지막으로 양 손끝을 마주 대고 손끝을 30회 두드린다.

TIP   1. 토닥토닥 건강법은 손바닥의 옴폭 파인 공간을 이용해 탁탁 소리를 내며 두드려야 한다.
2. 머리 → 팔 → 몸통 → 다리의 순서를 지키면서 두드려야 놓치는 곳 없이 온몸 구석구석 혈액 순환을 시킬 수 있다.
3. 마무리 동작인 손끝치기는 수족 냉증에도 효과적이므로 평소 꾸준히 하면 좋다.

토닥토닥 건강법의 효과

머리부터 발끝, 손끝까지 전신을 토닥토닥 두드려줌으로써 평소 신경 쓰지 않던 온몸 구석구석 혈관의 순환을 원활하게 만들 수 있다. 특히 토닥토닥 두드리면서 손바닥을 계속 사용하기 때문에 혈액이 잘 공급되지 않는 손끝, 발끝 말초 혈액순환에도 큰 도움이 돼 수족 냉증이 있거나 혈액순환이 잘 되지 않는 갱년기 주부들에게 효과적이다. 실제 혈관 질환으로 인해 모세혈관의 혈류량이 떨어져 있던 몸신 가족 이용식과 이계인이 스튜디오에서 직접 토닥토닥 건강법을 체험한 결과, 모세혈관의 혈류량이 3배 이상 증가한 것을 확인할 수 있었다.

▷ 이계인과 이용식의 토닥토닥 건강법 체험

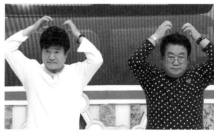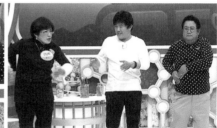

모세혈관 검사에서 혈류량이 떨어져 있던 이계인과 이용식이 직접 스튜디오에서 5분 토닥토닥 건강법을 체험해봤다. 단지 토닥토닥 전신을 두드리는 것만으로도 온몸이 개운하게 깨어나는 느낌이 드는 것은 물론 뚝 떨어져 있던 모세혈관의 혈류량이 증가하는 효과를 체감할 수 있었다.

이계인의 토닥토닥 건강법 전후 모세혈관 혈류량 비교

Before	After	
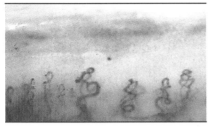	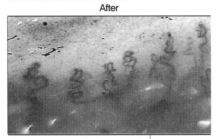	

	Before			After		
혈류 속도	30		혈류 속도	83	혈류량	
혈류량	3,392μm3/s		혈류량	12,776μm3/s	약 3배 증가	

이용식의 토닥토닥 건강법 전후 모세혈관 혈류량 비교

Before	After
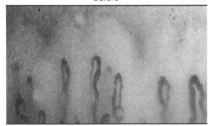	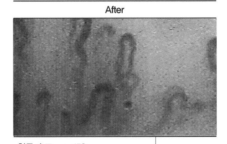

	Before			After		
혈류 속도	34		혈류 속도	158	혈류량	
혈류량	6,836μm3/s		혈류량	24,322μm3/s	약 4배 증가	

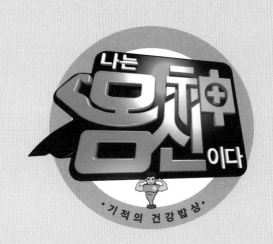